Fundamentale Psychotherapie

T0326553

Tamás Fazekas

Fundamentale Psychotherapie

Grundlegung einer interkulturellen Psychotherapie

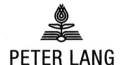

PETER LANG

Frankfurt am Main · Berlin · Bern · Bruxelles · New York · Oxford · Wien

Bibliografische Information der Deutschen Nationalbibliothek
Die Deutsche Nationalbibliothek verzeichnet diese Publikation
in der Deutschen Nationalbibliografie; detaillierte bibliografische
Daten sind im Internet über <http://www.d-nb.de> abrufbar.

Gedruckt auf alterungsbeständigem,
säurefreiem Papier.

ISBN 978-3-631-57873-5

© Peter Lang GmbH
Internationaler Verlag der Wissenschaften
Frankfurt am Main 2008
Alle Rechte vorbehalten.

Printed in Germany 1 2 3 4 5   7

www.peterlang.de

Vorwort

Philosophie ist je schon Praxis. Der anspruchsvolle Andere begegnet uns im alltäglichen Leben, und zwar von Beginn unseres Lebens. Es gibt keine Philosophie ohne den Anderen, wie es keine Praxis ohne den Anderen gibt. Interkulturelle Psychotherapie ist eine Möglichkeit, interkulturelles Philosophieren in den Alltag zu übersetzen. Bei all der Problematik, die die Begriffe Interkulturalität als dualistische Intersubjektivität und Psychotherapie als kolonialisierendes eurozentristisches Konstrukt in sich bergen, finden wir eine zunehmende Anzahl an Institutionen, die interkulturelle Psychotherapie anbieten. Auf die theoretischen Gefahren von alltagssprachlichen Nivellierungen differenter Begriffe haben wir bereits hingewiesen. Eine phänomengerechte Rekonstruktion der fragwürdigen Termini war uns hierbei ein Anliegen. Doch nun gilt es die neu aufgehenden Bedeutsamkeiten in die Praxis umzusetzen und damit ein wachsendes Bedürfnis globalisierter Gesellschaften zu erfüllen. Die im theoretischen Teil beschriebenen Veränderungen menschlichen Daseins durch Migration zeigen sich im Alltag als zunächst subtile Symptome, die aber das Leben der Menschen immer massiver beeinträchtigen.

Wir müssen zwei Aspekte der psychischen Herausforderung durch Migration beachten. Die psychosoziale Umstellung der Migranten und die Reaktion der Gesellschaft die den Migranten begegnen. Weiters müssen wir in beiden Fällen unterscheiden, ob ein Psychotherapeut als Therapeut wandert, um an einem anderen Ort kranke Mitmenschen zu therapieren oder ob der Psychotherapeut als Patient in einer anderen Kultur von einem Therapeuten behandelt wird. Von diesen vier Möglichkeiten wollen wir uns der Psychotherapie von Migranten und der Psychotherapie ohne Grenzen in anderen Kulturen widmen.
Einerseits sind die Gefahren von Institutionen zu bedenken, die durch interkulturelle Psychotherapie eine bestmögliche Assimilation der Migranten erreichen wollen, um in mitmenschlichen Beziehungen Dissonanzen zu verhindern. Assimilation bedeutet aber die Einebnung der Andersheit des Anderen, der in seinem Anders-Sein eingeschränkt wird. Diese Einschränkung alleine macht krank, da es den Austrag der je eigenen eigentlichen Seinsmöglichkeiten jenseits jeder Kultürlichkeit verhindert. Psychisch krank kann aber der Mensch auch durch das Migrationstrauma selbst werden oder durch ausgrenzende und einengende

interkulturelle Erfahrungen schlechthin[1]. Selbstverständlich kann auch Psychotherapie wie jede andere Beziehung krank machen. Andererseits werden Organisationen gegründet, die in Krisengebiete westliche Psychotherapeuten entsendet, um in anderen Kulturen therapeutische Hilfe anzubieten. Nur dünn ist die Grenze zum modernen Psychoritter, der mit seinem Schwert aus psychodynamischen Menschenbildern leidende Mitmenschen neokolonialisiert und durch dualistische Weltbilder missioniert.

Ist es nun wirklich so verwerflich interkulturelle Psychotherapie anzubieten? Im Gegenteil: je mehr Menschen unter den Folgen von Migration und Rassismus leiden, desto wichtiger erscheint die therapeutische Beziehung zur Ermöglichung von gesunden Alltagsbeziehungen. Unerlässlich erscheint allerdings die philosophische Grundlegung jeder interkultureller therapeutischer Tätigkeit, um die erwähnten Fallgruben zu umgehen. Ein klares Fundament begründet eine fundamentale Psychotherapie jenseits aller kulturellen Grenzen. Doch bevor wir in der Lage sind, das konkrete Vorgehen solch einer fundamentalen Psychotherapie zu beschreiben, müssen wir uns der Frage widmen, wie wir in der Praxis das Problemausmaß der psychischen Auswirkungen von Migration und Globalisierung erfassen können. Wie erfahren wir etwas über die Konzepte von Kultur und Gesundheit aus der Welt des Migranten, damit wir überhaupt die Konflikte mit unseren Konzepten verstehen können? Wir können etwa kultur- und sozialanthropologische Erkenntnisse studieren, wenn sie für die Kultur des jeweiligen Migranten überhaupt für uns zugänglich sind. Die Quellen können verfälscht sein, oder unvollständig oder unübersetzt, zudem ist nicht jeder Psychotherapeut gleichzeitig auch Ethnologe und Soziologe und Philosoph.

Wir können als interkulturelle Psychotherapeuten entweder anthropologische Studien lesen und uns theoretisch auf die Begegnung mit dem Migranten als Patient vorbereiten, oder wir verlassen unsere Kultur und suchen in der Herkunftskultur des Klienten nach Informationen. Psychotherapeutische Feldforschung ist für die Kultur unseres Patienten keineswegs ungefährlicher als interkulturelle Psychotherapie selbst. Wir dringen nämlich nicht nur wie jeder Ethnologe in die andere Kultur ein, sondern durchleuchten vielleicht die Anderen differenzierend mit unseren euro-, andro- und psychozentrischen Mustern.

---

1 Auf dieses Phänomen verweist ausführlich Fanon 1989

Bevor die Möglichkeit einer interkulturellen Psychotherapie diskutiert werden kann, muss also die Problematik des Begriffes Interkulturalität geklärt werden. Zunächst müssen wir uns fragen, wer der Andere ist oder was das Andere auszeichnet, um überhaupt die Andersheit einer anderen Kultur verstehen zu können. Es ist anzunehmen, dass Interkulturalität im Alltag in mitmenschlichen Beziehungen dann zu Konflikten führt, wenn das Phänomen der Differenz begrifflich verzerrt wird oder die Konstruktion des Kulturbegriffes nicht als solche erkannt wird.

Dann erscheint das Andere als exotisch, romantisch oder gar als pathologisch, einfach weil es anders ist. Wenn der Versuch unternommen wird, Brücken zwischen Kulturen zu errichten, muss gleichzeitig die Gefahr der Neokolonialisation der Anderen durch angenommene kulturspezifische Werte und Weltbilder bedacht werden, die über diese Brücke transportiert werden.

Jedes Konzept von Kultur sucht nach kulturspezifischen Phänomenen im Gegensatz von Universalien. Interkulturelle Psychotherapie hingegen sucht den Anderen in dessen je eigenen Welt auf. Dort müssen vor jeder interkulturellen Therapie die Sinnhaftigkeit und mögliche Gefahren der geplanten Interventionen hinterfragt werden, wie etwa eine psychologisierende Kolonialisierung des Klienten durch die jeweilige therapeutische Schule, durch die ein ganz bestimmtes Welt- und Menschenbild transportiert wird oder etwa die Nivellierung der fremden Psychodynamik auf Gesundheitsdefinitionen in der eigenen Kultur des Therapeuten.

Ich möchte all jenen Kollegen und Freunden jenseits aller Grenzen danken, die die vorliegende Arbeit inspiriert haben und bei Ihrer Entstehung geholfen haben. Mein besonderer Dank gilt Karin für ihre erfrischende Kritik und unermüdliche Unterstützung.

Inhaltsverzeichnis

3. Interkulturelle Therapie

1. Interkulturelle Welt

1.1. Zum Begriff Kultur

Kultur ist die Übereinkunft einer Gruppe von Menschen, gewohnte Weisen des Seinsaustrages zu ritualisieren. Aus Gewohnheit wird Habitus und dann Tradition. Die Gruppe vereinbart weiters, dass gewisse Traditionen nicht geändert werden und nur Mitglieder der Gruppe an bestimmten Ritualen teilhaben dürfen. Die Exklusivität wird durch Übergangsriten und dann durch spezifische gemeinsame Erkennungsmerkmale gewährleistet. Zudem wird vereinbart, in welchem Ausmaß die Gruppe permeabel und permissiv ist und unter welchen Voraussetzungen sich die Durchlässigkeit verändern darf oder muss[2]. In einer spezifischen Kultur sind die Menschen übereingekommen, gewisse Verhaltensweisen aus dem Man-selbst zu schöpfen, in einem freien Entschluss definieren sie Regeln für den zeitlich beschränkten uneigentlichen Seinsaustrag.

Das Man-selbst gehört zu unserem Dasein gleich ursprünglich wie das eigentliche Selbst-sein. So wie wir nie kulturlos existieren können, können wir nicht ausschließlich im Modus der Kultur in-der-Welt-sein. Der vollständig kultivierte Mensch kann nur ein konstruierter (Ideal)Typus sein, wie es auch keinen unkultivierten Menschen geben kann. Allerdings kann beliebig eine Wertung des jeweiligen Aufenthaltes in einem Kulturmodus eingeführt werden, um bestimmte Herrschaftsstrukturen zu begründen. Wesenhaft ist keine moralische Wertung der Eigentlichkeit oder Uneigentlichkeit denkbar, das Dasein ist für sich weder gut noch schlecht.
Kultur wird zu einem problematischen Konstrukt, sobald es mehr Grenzen schafft als wesenhaft vorgegeben sind, sobald es instrumentalisiert wird[3]. Gemeinhin wird Kultur als Summe der Übereinkünfte, beziehungsweise als die Menge aller Verhaltensnormen und –konven-

---

2 Die Konstruktion von Kultur kann als gesellschaftliche Produktion von Unbewusstheit interpretiert werden (siehe Erdheim 2000, Reichmayr 2003a, S. 233 und S. 236ff.), wobei das gesellschtliche Unbewusste phänomenologisch im Man-Selbst zu verorten ist und die Möglichkeit einer kulturspezifischen Sozialisation begründet (Reichmayr 2003a, S. 192). Kulturtheorie und Gesellschaftstheorie sind in diesem Punkt naturgemäß untrennbar verbunden.
3 Zum Problem unterschiedlicher Definitionen von Kultur siehe Reichmayr 2003a, 230f. und Oesterreich in Heise 1990, S. 143

tionen einer Gesellschaft verstanden. Wie auch immer diese Übereinkunft nach historischen Vorlieben genannt wird, ob Kultur, Ethnie oder Community: der Mensch trifft diese Vereinbarung im Gegensatz zur geworfenen Geschichtlichkeit im freien Austrag seiner Seinsmöglichkeiten und kann sich im gelassenen Anwesen immer für das eigentliche Selbstsein öffnen. Der Mensch ist seiner Kultur nicht ausgeliefert. Natürlichkeit ist nicht das Gegenteil von Kultürlichkeit, sie ist das ontische Korrelat der ontologischen Eigentlichkeit. Wir sind als Menschen kein Kompositum aus Natur und Kultur, oder aus Körper und Geist die konkurrieren oder gar gegenseitig beherrschen. Im Ek-sistieren als Austrag der Existenzialien wie Leiblich-sein, Gestimmt-sein, Offen-sein und Mit-sein entbergen wir Seiendes als dessen Erscheinungsstätte, im gelichteten In-der-Welt-sein zeigt sich das Ganze als der tragende Grund. Jeder Mensch ist sich den Austrag seiner je eigenen Seinsmöglichkeiten schuldig und muss ent-sprechend der Grenzen seiner Möglichkeiten über den Austrag im Modus des eigentlichen oder uneigentlichen Selbst frei entscheiden. Ohne entsprechende Offenheit bleibt sich der Mensch vieles schuldig und das Dasein wird sich um sich selbst ängstigen. Zu viel Kultur macht Angst, wie auch zu wenig Kultur. Und zwar gleichgültig ob die eigene, eine andere oder fremde Kultur gemeint ist.

Die Grammatik des Anderen zeigt uns, dass das Eigene vom Anderen nicht zu trennen ist, in der Grammatik des Fremden zeigt sich das Fremde als manipulierte Kategorie der Andersheit, als nivelliertes Anders-sein. Einzig die habitualisierte und ritualisierte Eigen-artigkeit kann fremd-artige Kulturen unterscheiden, kurz: diskriminieren. Zusätzlich wird das Eigenartige durch die eigene Gruppe zur primären Referenz erhoben und mittels normativen Kulturbegriffs alle anderen Kulturen untergeordnet. Im nächsten Schritt wird dann moralisierend das Eigene als das Gute definert und das Fremde als das zu vermeidende, schlechte oder gar bösartige Andere. Durch Operationalisierung des Anderen wurde das un-heimliche Fremde fassbar, vergleichbar[4], angreifbar und auflösbar. Durch Pathologisierung wird das Eigene immunisiert und das als maligne empfundene Andere angegriffen. Der fremdenfeindliche Mitmensch sieht im konkreten Anderen nicht die einzigartige Offenheit des Anwesens im Mit-sein, sondern eine Metastase der ängstigenden Andersheit als anonyme Allgemeinheit eines anderen

---

4 Zum Problem des Kulturvergleichs siehe Kubik in Reichmayr 2003a, S. 135ff.

Man-selbst. Wenn ein dysproportionales Kulturverständnis Angst macht, dann erst recht der normative Kulturbegriff. Es entsteht ein circulus vitiosus, in dem der in seiner Weltoffenheit eingeschränkte Mensch nach konstruierten Grenzen sucht und seine Möglichkeiten durch Unterwerfung unter die Regeln des Man weiter einschränkt. Dadurch ängstigt sich das Dasein um so mehr um sein eigentliches Sein-können und die existenzialen Seinsmöglichkeiten im Mit-sein und Offen-sein werden zunehmend verborgen. So macht sich der Xenophobe selbst immer mehr Angst, je mehr er das Fremde angreift.

Sobald wir versuchen, das Phänomen der habitualisierten und ritualisierten Gruppe des Man-selbst, das wir Kultur nennen, zu begreifen, kann die begriffene Kultur operationalisiert und der Kulturbegriff selbst zum Instrument der Xenophobie werden. Eine Abschaffung des Begriffes Kultur würde das Problem nicht lösen, da dies selbst nur ein anderer Versuch des Begreifens wäre. Das beschriebene Phänomen spricht uns je schon im Alltag an und kann nicht verleugnet sondern nur verborgen werden. So oder anders gestimmt begegnen wir diesem Anspruch des Anderen und der Anderen, immer werden uns kulturspezifische Phänomene aus dem Man durchstimmen. Wir kennen sie etwa als lieb gewonnenes Ritual, als verhasster Habitus, als langweilige Gewohnheit, als lästige Pflicht. Nun begegnen wir diesen spezifischen Seinsweisen nur an spezifischen Orten oder im spezifischen Kontext, im Gegensatz zu den wesenhaften universalen Existenzialien.

Ein Ritual ist eine Weise der Offenständigkeit des Menschen für das Anwesen des Vergangenen, dem Zukunft gegeben werden soll. Als solche ist das Ritual ein universales Bedürfnis des Menschen, der in die drei Zeithorizonte eingespannt ist. Dieses soziale Bedürfnis eröffnet einen Raum im Man-selbst, das wiederum den Austrag des eigentlichen Mit-seins erleichtert. Der uneigentliche Aufenthalt in der spezifischen ritualisierten Kultur gehört so zum Ganzen des menschlichen Daseins.

1.2. Das universale Ritual

Ein Ritual kann Seinsaustrag des Menschen in Beziehung zu einem Mitmenschen, zu einer Gruppe von Mitmenschen oder zur Transzendenz sein. Wir können im Modus des Selbst wie im Man offen für den Anspruch eines Rituals sein. In unserer Geworfenheit finden wir uns je schon in ein System von Ritualen eingebettet, können diese aber jederzeit frei verändern, indem wir gewisse Rituale beenden und andere neu schaffen. Es entsteht eine Fülle von Ritualen, die unseren Alltag durchstimmen und uns als Ruf des Man ansprechen. Sobald wir eine gewohnte Konstellation an Ritualen ankommen lassen, west das Vergangene im Gegenwärtigen an, ist das Traditionelle als das Heimliche vertraut. Zumeist einigt sich eine Gruppe von Menschen darauf, eine bestimmte Konstellation zu konservieren, das Man ist bestrebt seine Kultur zu bewahren. Ursprünglich ist das Ritual nicht funktionalisiert, sondern gehört als Weise der Offenheit zu unserer Begegnung mit dem Anderen.

Natürlich kann auch dieses Phänomen des Man manipuliert werden und als Werkzeug der Alltäglichkeit verzeugt werden. So erleichtern Rituale sich wiederholende Verhaltensweisen, da sie durch Vorgabe eines stereotypen Seinsaustrages dem Menschen eigentliche Entscheidungen abnehmen, die tatsächlich nicht bei jeder einzelnen Wiederholung im Alltag erforderlich sind. Gefährlich wird das Ritual als solches erst dann, wenn es unser freies Anwesen mehr einengt als es für eigentliche Seinsweisen zu öffnen. Wenn es mehr Vorurteile über Andere reproduziert als es die Vertrautheit mit den Anderen bestätigt. Denn im Modus des Man ist die Relation zum Anders-sein je schon ritualisiert.

Nie ist ein Ritual bedeutungs- oder anspruchslos. Es deutet immer auf ein bestimmtes Man in einer bestimmten Gestimmtheit hin, es spricht uns immer als Offenheit des Anderen an. Dieser Anspruch verlautet die Geschichtlichkeit von Mitmenschen, verkündet ihre Geschichten und Phantasien, gründet ursprünglich in ihren Mythen. Im Mythos zeigt sich der abgründige Grund, und zwar nicht von sich selbst her, sondern vom Man-selbst her. Existenziale Grundverfassungen des Menschen kommen im Mythos zur Sprache, erfahren hier ihren ontischen Austrag. Wo der Mensch sprachlos ist, besingt die Poesie den ereignishaften Grundcharakter des Seins, zeichnet das mythische Erschließen der Welt menschliche Grunderfahrungen in ihren bedeutungsvollen Konturen.
Das mythische Weltverhältnis ist zunächst ein wesensgemäßer Austrag der Seinsmöglichkeiten des Menschen im Offenständigkeitsbereich des Man-selbst. Es gründet im existenzialen Mitsein und begründet immer eine spezifische mitmenschliche Beziehung. Als solches ist das Mythos immer wahr. Dies gilt auch für das Märchen, die Poesie oder Träume, die die Wirklichkeit menschlichen Daseins stimmen und bestimmen. Träumend etwa können wir Seinsmöglichkeiten erfahren, die uns im

Wachen noch nicht aufgegangen sind. Der Traum ist kein Gegensatz zu Wirklichkeit, wie der Mythos kein Gegensatz zur Wahrheit ist. Traum, Märchen, Poesie und Mythos sind Weisen des Seinsaustrages, in denen dem Menschen Wesentliches aufgeht, was im Alltag vielleicht nicht zur Sprache kommen kann. Während uns im Traum unsere je eigene Gestimmtheit aufgeht, erfahren wir unsere un*eigentlichen* Seinsmöglichkeiten im Man-selbst durch Märchen, Poesie und Mythos.

Allerdings kennen wir auch einen un*echten* Modus des mythisch gestimmten Seinsaustrages. In der Annahme von manipulativ konstruierten Mythen nehmen wir nicht nur hypothetisch eine Theorie an, unterstellen damit einem Phänomen einen nicht tragenden Grund, sondern wir akzeptieren in dieser Annahme die Unechtheit unserer Antwort. Diese konstruierten Mythen können über unser eigentliches In-der-Welt-sein erzählen und den Menschen zu einem Seinsaustrag jenseits seiner eigenen Seinsmöglichkeiten verführen. Gleichzeitig wird auch das Ein-anderer-Sein umgestimmt, das Andere wird mythologisch stigmatisiert und operationalisiert. Somit ist der konstruierte Mythos ein wichtiges Werkzeug der pathologischen Nivellierung des Anderen. Es verbreitet sich auf gleiche Weise wie der echte Mythos, der auf den Seinsgrund verweist, nämlich über das ritualisierte Gerede im Man.

Das Ritual ist der alltägliche Austrag von Mythen. Als Phänomene der Kultur sind Rituale immer uneigentliche Seinsweisen im Man. Mythologie ist die systematische, ritualisierte Beschäftigung mit den Mythen, sei dies in literarischer, wissenschaftlicher oder religiöser Form. Mythologie ist somit mehr als nur die Gesamtheit der Mythen einer bestimmten Gruppe von Menschen. Im Alltag lassen wir uns von Mythen jedoch unsystematisch stimmen, sie bleiben zunächst *im* Ritual verborgen.

Rituale sind also wie Mythen zumeist kulturspezifisch, wie auch umgekehrt jedes Konzept von Kultur mythisch ist. Bei einer genaueren Untersuchung stellt sich die Idee der Kultur als ein verdunkelndes Mythos heraus, ähnlich dessen der mittelalterlichen funktionalisierten Vorstellung von der Gnade Gottes oder des Rassenmythos in der ersten Hälfte 20. Jahrhunderts.[5] Ohne Rituale gibt es keine Kultur, nicht alle Rituale hingegen sind kulturspezifisch. Es gibt universale Rituale, die weder an einen Ort, noch an eine Menschengruppe oder historisch eingrenzbar sind. Dies sind Rituale, die den Austrag der Grundbedürfnisse des Menschen be-stimmen.

---

5   siehe Bueno 2002, S. 219ff

Die Zubereitung von Nahrungsmitteln etwa als Erfüllung biologischer Grundbedürfnisse ist ein kulturunabhängiges Erschließen von Welt, das Kochen als solches ist eine universales Ritual, nicht aber konkrete Kochvorgänge oder gar deren Resultat, die Getränke und Speisen. Analog beobachten wir im Austrag sozialer Grundbedürfnisse das Spiel als Universalie, als ritualisierte Erfahrung eigener Seinsmöglichkeiten im Miteinander jenseits der Grenzen des Alltags. Das Spiel ist keine unechte Welt, sondern entspricht als Ritual im Wachsein jenem Horizont, der dem Menschen sonst nur im Traum aufgehen kann. Entsprechend ist auch die psychotherapeutische Beziehung keine Probewelt, sondern eine genuine Beziehungsform in der wesensmäßige Möglichkeiten anwesen können. In jeder Kultur sind bestimmte mitmenschliche Beziehungen definiert, die psychisch, seelisch oder spirituell leidenden Menschen helfen sollen. Was heute an einigen Orten Psychotherapie genannt wird, war je schon eine ritualisierte weil zum Wohlsein des Anderen definierte Beziehung, die nicht erst irgendwann irgendwo erfunden wurde. Psychotherapie ist ein universales Ritual.

Psychotherapie ist kein universales Grundbedürfnis des Menschen, nicht jeder braucht diese Beziehungsform für eine gesunde Existenz. Die therapeutische Beziehung ist ein Raum, der einem kranken Mitmenschen in vorausspringender Fürsorge dessen eigentliche Seinsmöglichkeiten eröffnen kann. Diese Beziehung ist ein genau festgelegtes Ritual, das in seiner Grundstruktur je schon eine Möglichkeit des mitmenschlichen Seinsaustrages war. Erst in einer bestimmten Zeit wurde sie von einer bestimmten Gruppe von Menschen auf eine bestimmte Geschichtlichkeit referenzierend kulturspezifisch Psychotherapie genannt.

Wichtig erscheint hier der Hinweis auf mögliche Missverständnisse: erstens darf nicht übersehen werden, dass Psychotherapie wie jedes Ritual eine genuine Beziehung eröffnet und keine Scheinwelt oder Probebeziehung. Zweitens muss betont werden, dass zwar die Grundstruktur des therapeutischen Rituals eine Universalie ist, nicht aber der kulturspezifische Austrag als sogenannte Psychotherapie. Somit ist zwar eine Psychotherapie ohne Grenzen als solche zwar denkbar, es droht aber stets eine Neokolonisation der Anderen durch das Weltbild und eine Gesundheitsdefinition einer kulturspezifischen psychotherapeutischen Richtung. Diese Art einer Therapie des Anderen macht ihn nur noch kränker.

1.3. Der Ort der kulturellen Erneuerung

Rituale entstehen in konkreten mitmenschlichen Beziehungen. Manche Rituale erscheinen überraschend schnell und verschwinden kurz darauf wieder im Verborgenen. Manche Rituale wachsen langsam in ihrer Geschichtlichkeit bis sie sich zeitigen und verlieren vielleicht ebenso langsam ihre Bedeutung für das alltägliche Miteinander. Manche Rituale öffnen den Menschen für das Anders-sein, andere Rituale grenzen das Andere aus um Eigenes zu konservieren. Gemeinsam ist allen Ritualen die Möglichkeit, den Menschen in seinem Man-selbst zu bestätigen, in seiner Uneigentlichkeit Kraft zu geben und für allgemeine Weisen des Seinsaustrages zu motivieren. Dadurch werden manche Beziehungen zwischen Menschen ermöglicht, viele Beziehungen werden aber durch Rituale unmöglich.

In der Begegnung mit dem Anders-sein stimmen uns bestimmte vorge-gebene Rituale aus dem Man, die immer schon einen bestimmten Mythos über den Anderen transportieren. Interkulturalität kann nur dann eine offene, *gelassende* Beziehung im Anders-sein eröffnen, wenn wir diese Rituale frei anwesen lassen können und folglich jederzeit kritisch hinterfragen und verändern können. Zunächst müssen wir also unsere Kultur mit ihren Ritualen und Mythen kennen und annehmen, sowie ihren Ursprung im Man von unserem eigentlichen Dasein unterscheiden. Erst dann wird die Begegnung mit dem Anders-sein in ihrer Unheimlichkeit annehmbar, dann ängstigt uns diese Begegnung nicht.

Jedes rigide Konzept von Kultur birgt die Gefahr von Typisierung und Stigmatisierung des Anderen in sich, erleichtert die Verletzung, Ernied-rigung oder Missachtung der Würde des Anderen. Wenn wir hingegen ein dynamisches Konstrukt von Kultur erstellen wollen, dann impliziert dieses jederzeit die Möglichkeit der Modifizierung, Erneuerung oder gar Dekonstruktion des Man-selbst durch das Man-selbst. Gleich wie genau oder eng die Vorgaben der Kultur sind, in der aktuellen mitmenschlichen Begegnung bleibt dem Menschen immer noch ein letztes Maß an Freiheit, vom Konsens abzuweichen und ein neues Ritual zu etablieren.

In der kreativen Gestaltung konkreter Beziehungen schaffen wir keine neue Relation, wir konstruieren keine neue Begegnung, sondern schöp-fen aus der Fülle unserer jeweiligen Möglichkeiten des Erschließens von Welt und lassen gemeinsam in Offenheit für das Ganze Neues anwesen.

Diese Beziehung wird uns nicht nur für einen Augenblick verändern; und sie wird auch nicht nur uns verändern. Die freie Entscheidung für eigentliches Selbst-sein entspricht keinem autonomen Willen. Die eigene Veränderung entspricht *zunächst* einer Veränderung der Anderen. Da der Mensch sein Wesen unmittelbar vom Anderen her erfährt und erst dann seine eigenen Möglichkeiten austrägt, erfolgt die scheinbare Neugestaltung von Beziehungen immer im existenzialen Mit-sein und aus dem *mit* heraus. Im Mit west das Man. Durch das Man west das Mit.

Eigentliches und uneigentliches Dasein schöpft gegenseitig aus den Möglichkeiten des Anders-seins, sind Anspruch und Antwort zugleich. Durch die Veränderung kultureller Konventionen in der aktuellen Begegnung mit dem Anders-sein geht uns der Entwurf neuer Beziehungsmöglichkeiten auf, die jede künftige Beziehung mitstimmen wird und die vergangene Beziehungen in neuem Licht erscheinen lassen. Es wird folglich nicht nur für die konkrete Beziehung etwas anders, sondern auch für alle anderen. Und zwar zunächst für alle eigentlichen Beziehungen, aber dann auch für die uneigentlichen, da ich als Man-selbst die neu erfahrene Beziehungsmöglichkeit nicht vergessen kann. Täglich verändern wir durch den Austrag neuer Seinsmöglichkeiten unsere Kultur. Kultur ist keinen Augenblick gleich.

Kultur verändert sich jeden Augenblick, in jeder mitmenschlichen Beziehung, die von Konventionen des Man abweicht. Diese Deviation kann anachronistisch auf gewesene Beziehungsmöglichkeiten zurückgreifen, die gegenwärtig je anwesen und nicht von der Geschichte überholt vergangen sind. Im Modus des Man fallen diese wieder-holten Beziehungsweisen als sogenannte wiederbelebte Traditionen auf, oder gar als fundamentalistische Rituale. Aber die Regeln der Kultur entsprechen nicht nur dem Anspruch des Gewesenen, sondern sind auch auf zukünftige Möglichkeiten von mitmenschlicher Begegnung hin entworfen. Der geworfene Entwurf gründet im Wesen des Man-selbst, Beziehungen können nicht nicht erneuert werden.

Das Bewahren vorgegebener Beziehungsvollzüge kann nur theoretisch gefordert werden, der alltägliche offene Wesensaustrag ist nicht konservierend. In der Begegnung mit dem Anderen, mit Anders-Seiendem, steht immer die Möglichkeit für Neues offen. Jeder Mensch bringt seine je eigenen Beziehungsmöglichkeiten mit, seine je eigenen Grenzen und den je eigenen Offenständigkeitsbereich für Sichzeigendes. Nur künstlich oder kultürlich können folglich Beziehungen annähernd identisch reproduziert werden, aber *eigentlich* erneuern wir unsere alltäglichen Beziehungen in jeder Begegnung mit Mitmenschen.

Nicht jede Veränderung ist eine Erneuerung, aber umgekehrt verändert jede Erneuerung in der alltäglichen Begegnung mit dem Anderen den Austrag des Man als Kultur, wenn ein entsprechender Raum eingeräumt wird. Dieser Raum gründet wesenhaft im Ort als Versammlung des Anderen. Der Ort kultureller Erneuerung versammelt das Anders-sein. Eine offene mitmenschliche Beziehung in der wir die Anderen in ihrem Anders-sein so sein lassen wie sie sind, ist die Bedingung der Möglichkeit wesensmäßiger interkultureller Begegnung. Gelassenheit meint nicht Passivität, sondern ein aktives Anwesen-lassen des Ganzen, die Annahme der jeweiligen Möglichkeiten des Anderen, das Eröffnen eines gemeinsamen Raumes. Jede eigentliche Beziehung kann eine Kultur verändern, im Modus des Man-Selbst allerdings können wir das Man selbst nicht erneuern. Denn Kultur ist gerade die Übereinkunft einer Gruppe von Menschen, gemeinsame Weisen des Seinsaustrages zu bewahren, seien es Rituale, Mythen oder Sprache. Ihre Aufgabe ist es eben nicht sich zu erneuern, aber sie ist gegen Erneuerung durch eigentliche Beziehungen nicht immun. Kultur ist die Konservierung von Allgemeinheit schlechthin.

Jene Beziehung, die *ausschließlich* dazu definiert ist, wesensmäßigen Seinsmöglichkeiten des Anderen Raum zu geben, ist die psychotherapeutische Beziehung. Der eingeengte Austrag der je eigenen Möglichkeiten auf dem Grund der Existenzialien soll hier durch die Erfahrung von Offen-sein in der Beziehung für neue Horizonte geöffnet werden. Psychotherapie ist die Befreiung des Menschen *für* eigentliches Sein-Können. Dadurch sind uneigentliche Seinsweisen stets frag-würdig und häufig die Quelle für die Einengung der Eigentlichkeit die wir uns schuldig sind. Konzepte der Allgemeinheit werden in der therapeutischen Beziehung von seinsmäßigen Möglichkeiten unterschieden, das Man-selbst wird im Lichte des Selbst-seins kritisiert. Psychotherapie ist immer Kulturkritik.
Es wäre falsch, Kultur als Gegensatz oder gar Widerspruch zu gesundem Dasein zu verstehen, da beide Modi existenzial das menschliche Wesen mitbegründen. Ebenso wäre es problematisch, Kulturgeschichte mit der menschlichen Geschichtlichkeit oder gar der existenzialen Zeitlichkeit gleichzusetzen. Kulturkritik meint den Ruf zur

Annahme des Aufenthaltes im jeweiligen Man-selbst, um für das eigentliche Existieren frei zu bleiben. Kritisch muss Kultur geprüft werden, ob sie für den Menschen befreiend ist oder ihn in seinen eigentlichen Möglichkeiten einengt. In diesem Fall kann sich der Mensch jederzeit frei gegen eine bestimmte Allgemeinheit entscheiden, manchmal gehen neue Beziehungsmöglichkeiten in der therapeutischen Beziehung auf. Psychotherapie ist ein Ort der kulturellen Erneuerung.

1.4. Dortsein

Dasein als Anwesen und gestimmtes In-der-Welt-sein ist nicht als Hiersein verstanden, das im Dort nicht mehr west. Ebenso kann das Dort nicht nur räumlich verstanden werden. *Dort* kann eine Gestimmtheit meinen, wenn wir etwa sagen: „Jetzt bin ich dort angelangt, dass ich am liebsten vor Freude weinen würde", oder situativ „Er ist dort, wo er sich den Rest seines Lebens um Finanzielles nicht mehr sorgen muss". Argumentativ kann man den Gesprächspartner irgendwann „dort haben, wo man ihn haben wollte". Im Dort geht uns das Anders-sein wesenhaft auf und an.

Als abwesend anwesendes ist das Dort je schon da. Und ebenso ist der Mensch je schon im Dort da. Im Miteinender sind wir nicht nur Mit-der-Andere sondern auch Mit-woanders, also Mit-wo-der-Andere-ist, genauer: Mit-wo-der-Andere-Ort-ist. Wenn im Ort als Versammlung des Anderen der Andere anwest, dann bin ich im Dort selbst der Andere. Im *DOrt* ist der Ort geborgen. Im Dortsein entbirgt sich das Dasein.

Nachdem wir das Dortsein aus dem rein räumlichen Verständnis in das ontologische Dort freigegeben haben, zeigt sich der Andere mit dem anderen Anderen wesenhaft vereint, ohne dabei das Selbst zu negieren. Wir erschließen unsere Welt alltäglich im Gestimmtsein indem wir Räume eröffnen und offen halten. Ein Raum des Welterschließens ist Kultur.

Im eigentlichen Dasein ist der Mensch unkultiviert. Erst im Modus des Man erschließt er die Welt uneigentlich und wählt frei den Aufenthalt in einer Kultur. Diesen Vorgang wollen wir Enkulturation nennen, nicht etwa die Eingewöhnung in eine andere Kultur oder gar in eine fremde Kultur. Wiederum ist das In nicht räumlich ontisch sondern ontologisch verstanden das Aufgehen in einer Sinnganzheit, das Herausstehen in die Lichtung unserer Welt. Enkulturation beginnt nicht erst an einem anderen geographischen Punkt oder in einer anderen Gesellschaft.

Ebenso beginnt die Entfremdung nicht in einer fremden Kultur, sondern im Unzuhause. Von uns selbst entfremden wir uns in mitmenschlichen Begegnungen, wie etwa in der Un-Heimlichkeit interkultureller Beziehungen. Jenes Man-Selbst, in dem ich mich aus freier Entscheidung zumeist aufhalte, können wir als die je meinige Kultur bezeichnen, wenn wir die wesenhafte Möglichkeit zur freien und offenen Wahl in jedem Augenblick voraussetzen können. Mein Nachbar der neben mir wohnt, kann in einem völlig anderen Man anwesen als ich, wie sich auch ein Mensch auf einem anderen Kontinent in einem gegebenen Moment im Selben Man-Selbst aufhalten kann. In so fern ist jede Gesellschaft je schon multikulturell. Der Begriff Interkulturalität transportiert implizit die Auffassung eines mechanistisch separablen Subjektbegriffs und verleitet zu einem rein differenzierenden Verständnis von Kultur, ebenso transportiert der Begriff Multikulturalität implizit eine rein geographische Vorstellung des Dort.

Mitmenschliche Beziehungen lassen sich nicht objektiv quantifizieren, weder in Hinsicht auf die Intensität, Nähe, Distanz, Erfreulichkeit, Vorhersagbarkeit oder Dauer. Daher kann man das Ausmaß an Integration im Rahmen der Enkulturation nicht messen und die Anzahl der Kulturen die eine Multikulturalität begründen nicht genau festlegen. Vielleicht ist die Begegnung lediglich zweier Kulturen bereits multikulturell. Dann ist es schlichtweg jede Beziehung, vielleicht oszilliert sogar ein Mensch selbst zwischen mehreren Kulturen und sein Dasein ist immer schon multikulturell. Die Bedingung der Möglichkeit für eine multikulturelle Existenz ist das Anwesen des Dort im Da, jenseits jeder Quantifizierung, Lokalisierung und Operationalisierung.

Wenn nun die Begriffe Enkulturation, Multikulturalität, Transkulturalität und Interkulturalität ein koordinatives Raumkonzept transportieren, in welchem jeder Punkt exakt verortbar und verortend ist, dann verwundert es nicht, dass auch die Existenz von Subkultur, Diakultur, Parakultur[6] und Interkultur[7] diskutiert wird. Nach phänomenologischer Destruktion frag-würdiger alltäglicher Termini versuchen wir die Phänomene jenseits aller Konstrukte so anwesen zu lassen, wie sie sich von selbst her zeigen.

---

6   siehe Vermeer 1983
7   siehe Stiftung Interkultur

Zunächst müssen wir die räumliche und zeitliche Bewegung der Menschen im kultürlichen Modus des Man betrachten. Dieser dynamische Prozess wird zumeist als Migration bezeichnet. Durch den Wechsel des ständigen Wohnortes ändert sich unsere Welt fundamental. Während im temporären Ortswechsel etwa als Tourist das Heimliche, die Heimat nicht nur in der Erinnerung sondern auch im Entwurf des Zukünftigen stets anwesend ist, verändert sich die Lichtung des Da bei der In-Migration im Ganzen unserer Existenz. Migration als Durchschreiten des uns gegebenen Raumes ist wesenhaft ein Sich-Zuwenden, Sich-Öffnen für das Anderswo. Hier birgt das WAndern den Anderen. Wechseln wir den Ort, der je schon das Andere versammelt (siehe Kapitel 2.1.10), so kann der Mensch sich selbst und die Mitmenschen gelassend im Anders-Sein anwesen lassen. Der Ortswechsel wird in allen Existenzialien menschlichen Daseins den Austrag der eigenen Möglichkeiten fördern oder hemmen können.

Zunächst ändert sich in der Migration schlichtweg unsere Welt. Das gesamte In-der-Welt-Sein wird durchstimmt vom Anspruch des Anderen, der Ortswechsel bringt immer einen Stimmungswechsel. Durch die Begegnung mit bisher unbekannten Menschen werden neue Beziehungsformen möglich, andere werden vielleicht gleichzeitig verborgen. Unsere Existenz als Mit-Sein wird bereichert durch neue Beziehungen, auch wenn sich der Mensch davor ängstigt. Auch der Austrag des Räumlich- und Zeitlich-Seins ändert sich beim Wechsel des Mittelpunktes meiner Welt, das Wandern wird zum Teil der Geschichtlichkeit, das Wandern wird im Durchwandern des Raumes als Vergangenes immer im Entwurf des Zukünftigen anwesen. Erinnerungen rufen uns zu uns selbst, und zwar immer im Mitsein mit den Anderen. Der Anspruch des Man wird den migrierenden Menschen im Alltag am lautesten begegnen. Vielfältige Gerüchte, Vorurteile, visuelle, akustische, olfaktorische und haptische Erfahrungen werden den Ortswechsel in unserem Leiblich-Sein anspruchsvoll mitteilen.

Neue Rahmenbedingungen und Herrschaftsverhältnisse werden vom Man-selbst als Gesetze und Regeln den Austrag unserer Seinsmöglichkeiten erleichtern oder erschweren, wir werden sie am neuen Ort als Teil der Geworfenheit vorfinden. Auch ohne den Ortswechsel rein geographisch zu verstehen, können wir nun das weite Spektrum der existenziellen Bedeutsamkeit von Migration vom Grund her erscheinen lassen. So müssen wir streng genommen jedes Übersiedeln als

Migration bezeichnen, jeder Nachbar kann ein völlig Fremder sein, der neue Nachbar in einem neuen Staat kann weniger fremd sein als der neue Nachbar in derselben Stadt.

Zunächst begegnen wir also dem Anspruch des Man in oberflächlichen Merkmalen, denen je schon unser Vor-Urteil entspricht. Wir selbst schöpfen aus unserem Man-Selbst, aus unserer Kultur, um der anspruchsvollen anderen Kultur zu entsprechen. Werden wir durch diese neuen Beziehungen eingeschränkt, so werden wir ängstlich oder verärgert gestimmt sein, bis hin zur krankhaften Stimmung des Kulturschocks. Glückt allerdings die Beziehung mit dem Anders-Sein der anderen Kultur, so kann man von Enkulturation sprechen. Genauer müsste der Begriff als In-Kulturation verstanden sein, und zwar wiederum nicht rein geographisch punktuell, sondern als wesenhaftes In-Sein des Menschen, der in seiner Welt in der Ganzheit ihrer Bedeutsamkeit aufgeht. In-Kulturation ist somit keine Einverleibung des Individuums in eine Kulturkapsel im Sinne einer Phagozytose, sondern die Erweiterung eigener Seinsmöglichkeiten durch das Anders-Sein des Anderen. Jede Kultur bereichert eine andere Kultur in Gelassenheit.
Gelassende Offenheit ist die Bedingung der Möglichkeit für die Begegnung mehrerer Kulturen, wenn Grenzen weder verleugnet noch überbetont werden. Insofern ist der Mensch je schon multikulturell, da er immer von einem anderen Man-selbst angesprochen ist und gleichzeitig so oder anders entspricht. Multikulturalität ist wesenhaft unabhängig von Migration oder Globalisierung. Daher ist auch die Bewegung zwischen den Kulturen eigentlich unabhängig von Migration als physischer Bewegung. Wir sind nämlich offen für ein jeweiliges Man-selbst oder für unser eigentliches Selbst, dazwischen gibt es nichts.

Kultur durchstimmt den Menschen in den Existenzialien der Geworfenheit, Geschichtlichkeit und des Man-Selbst, Kultur durchstimmt den Menschen in jeder Beziehung: allerdings auf uneigentliche Weise. Wir können gar nicht kulturlos oder unkultiviert existieren. Wenn der Mensch auf ontologischer Ebene nicht unkulturell sein kann, dann kann er auch nicht interkulturell anwesen. Verstehen wir aber Kultur ontisch als uneigentlicher Austrag eigener Möglichkeiten, so ist sehr viel zwischen den Kulturen: das seinsgemäße Dasein. Interkulturalität ist das eigentliche Sein. Entweder ist Interkulturalität Nichts oder es ist jenes, worum es dem Menschen eigentlich geht: das eigene Dasein.

Wollten wir unser Dasein transkulturell transzendieren, würden wir nicht mehr in unserem So-Sein existieren können[8]. Transkulturalität wäre ontologisch gleich Suizidalität, ontisch verstanden würde die Transkulturalität zu einem schizoiden Oszillieren zwischen zahlreichen uneigentlichen Seinsmöglichkeiten führen. Phänomenologisch führt uns das Präfix trans entweder zur Pathologie oder zum Tod, sodass wir unsere Kultur vor Transkulturation zu bewahren suchen.

1.5. Fünf Minuten für Kultur[9]

Kultur ist kein Grundbedürfnis des Menschen. Sie ist auch kein Gegensatz zu Natur. Und schon gar nicht etabliert Kultur ein evolutionistisches Herrschaftsverhältnis der Menschen im Miteinander. Für manipulative Zwecke kann Kultur für die erwähnten Argumente funktionalisiert werden, jeder funktionalisierte Kulturbegriff führt jedoch zu diskriminierender Gewalt und schließlich zu seiner eigenen Auslöschung. Kultur funktioniert nicht wie ein Werkzeug, sie hat auch keine Funktion wie eine mathematische Variable, sie ist weder gut noch schlecht. Kultur und Funktion ist ein Widerspruch in sich.

Jede Kulturkritik bewahrt Kulturen vor ihrer Auslöschung, da ein offener Kulturbegriff nur schwer funktionalisiert werden kann. Dogmatische Regeln zur Beibehaltung der Kulturgrenzen stigmatisieren sowohl die Ausgegrenzten als auch die Eingegrenzten. Durch Überbetonung wie Leugnung von Grenzen wird der Andere zum Fremden und in seinem Anders-Sein negiert. Denn die Grammatik des Anderen weist das Anders-Sein als wesensmäßiges Mit-der-Andere-Sein aus, sodass die Abschaffung des Kulturbegriffes letztlich wiederum nicht dem Anspruch des Anders-Seins entsprechen würde.

Kulturkritik hat also auch ihre Grenzen und ist zunächst nur innerhalb ihrer selbst verständlich. Psychotherapie gründet eine kulturkritische Beziehung in einem kulturspezifischen Rahmen. Die Erneuerung beginnt außerhalb des Man, das Man-Selbst gibt aber gewisse sozioökonomische Bedingungen des Alltags vor. So walten im offenen Dasein Selbst und Man gleichzeitig, jeden Augenblick entscheiden wir uns frei für unseren jeweiligen Offenständigkeitsbereich. Als Weisen der Offenständigkeit des Menschen sind Bedürfnisse Austrag der Erfüllung von

---

8   Eine konzise Analyse des Verhältnisses von Transkulturalität im Lichte eines neuen Vernunftbegriffes findet sich bei Welsch 1995
9   siehe Bálint 1973

Grundbedürfnissen. Psychotherapie kann als definierte kurative Beziehung ein Bedürfnis leidender Menschen sein, nicht aber ein Grundbedürfnis. Analog verstehen wir Kultur als ein Bedürfnis, das zur Erfüllung sozialer Grundbedürfnisse beitragen kann, diese Grundbedürfnisse können aber auch unkultiviert erfüllt werden.

Wollten wir Kultur als Gegensatz zu Natur konstruieren, so reproduzieren wir ein dualistisches Weltbild, das einen kompetitiven Antagonismus von Leib und Seele, oder Natur und Mensch voraussetzt. Analog zur Natürlichkeit menschlichen Verhaltens würde die Kultürlichkeit des Menschen dessen Verhaltensweisen mitbestimmen, gleichsam als unnatürliches Regulativ. *Natürlich* wäre der Mensch animalischen Trieben ausgeliefert, *kultürlich* wäre er einerseits befreit von den Zwängen der Natur, andererseits wäre er wiederum den Regeln einer anderen Gewalt, nämlich der Kultur ausgeliefert. Konsequenterweise müsste man eine Kulturevolution unterstellen, die verschiedene Entwicklungsgrade der Kulturgeschichte unterscheidet. So könnte man ein evolutionistisches Herrschaftsverhältnis auf kultureller Ebene begründen, je nach Stufe auf der Kulturleiter wäre dann eine Gruppe von Menschen die kultürlichste, die nun die Natürlicheren kultivieren könnte. Der Kampf der Kulturen würde demnach Kulturgewalten freisetzen, die das Dasein des Menschen gefährden könnten.

Wiederum wäre hiermit der Andere in seinem Anders-Sein negiert und eine offene Begegnung mit dem anderen Mitmenschen unmöglich. Der kultürliche Antideterminismus ist selbst deterministisch.

Kultur kann somit weder ein universales Grundbedürfnis noch ein universaler Gegensatz zu Natur sein, ebenso wenig ist sie aber der Gesellschaft etwa als Luxusgut untergeordnet. Gesellschaftstheorien sind ebenso ein Konstrukt des Man wie Kulturtheorien. So ist das Man der Kulturphänomenologie nicht mit Sozietät gleichzusetzen. Kultur ist kein Luxus. Denn Kultur ist kein Zuhandenes wie ihr ontischer Austrag etwa als Kunstwerk. Kultur ist kein Seiendes. Kultur ist *ein* Raum den der Mensch für die Wiederholung bestimmter Weisen des Welterschließens im Man-selbst offenhält. Diesen Raum eröffnet er im freien Seinsvollzug und kann ihn jederzeit im Rahmen seiner Möglichkeiten verändern oder schließen. Die je eigenen Veränderungsmöglichkeiten sind selbst nicht durch eine Kultur vorgegeben, sondern gründen in der existenzialen Geworfenheit und Geschichtlichkeit menschlichen Daseins.

Wir können uns jeden Augenblick für oder gegen eine Kultur entscheiden. Da wir im Raum der Kultur Entlastung für eigentliches In-der-

Welt-sein suchen, werden wir eine dem Anspruch des Ander-seins entsprechende Zeit in der gemeinsamen Kultur verweilen. Wir oszillieren nicht rastlos in einem Kontinuum von Kulturen, sondern nehmen uns zumindest jeweils fünf Minuten für die Kultur. Kultur ist je schon Interkulturalität. Denn in den ausgeschöpften Möglichkeiten des uneigentlichen Seinsvollzuges im Man wesen immer auch die gerade nicht ergriffenen Möglichkeiten an, die ihrerseits Teil einer anderen Kultur sind, die wir für uns gerade nicht offenhalten. Und wir können uns nur frei für die Wiederholung uneigentlicher Weisen des Welterschließens öffnen, wenn immer schon unsere eigentlichen Seinsmöglichkeiten mitanwesen. Wenn sich unsere Kultur alle fünf Minuten ändern kann, dann auch die konkrete Interkulturalität. Der Andere ist anspruchsvoll und es ist eine Kunst, diesem Anspruch offen und gelassen zu entsprechen. Beziehungskunst möchten wir diese Weise der Weltoffenheit nennen, der berufsmäßige Beziehungskünstler wird in bestimmten Kulturen Psychotherapeut genannt. Er lässt das Phänomen der Interkulturalität als wesenhafte Gestimmtheit einer mitmenschlichen Begegnung anwesen, um damit dem leidenden Mitmenschen in Fürsorge zu helfen.

1.6. Fragwürdige Feldforschung

Es wurde in der Vergangenheit wiederholt versucht, die Universalität bestimmter psychotherapeutischer Konzepte durch Feldforschung zu beweisen. Die meisten Studien suchten nach der Bestätigung des psychoanalytischen Weltbildes, zumal von Freud selbst der Entwurf einer globalen Kulturtheorie[10] vorlag. Schon bald nach Publikation der tiefenpsychologischen Kulturtheorie wurde sie in Konzepte der Sozial- und Kulturanthropologen integriert[11], die plötzlich bis dahin offene Fragen beantwortet fanden. Nicht zufällig erscheint die Einseitigkeit der vorliegenden Studien zu interkultureller Psychotherapie aus psychoanalytischer Perspektive, da das psychodynamische Modell den Anspruch auf universale Gültigkeit jenseits von Kultur, Geschichte oder Gender stellte. Parin[12] etwa unternahm zahlreiche Forschungsreisen, um in Afrika[13] westliche Psychotherapie anzubieten und die Gültigkeit der

---

10 Freud 2000
11 Wie etwa bei Levi-Strauss 1993
12 Ein Überblick über das Werk des Ethnopsychoanalytikers findet sich in Parin 2004
13 Der Forschungsbericht findet sich Parin 2006

psychoanalytischen Hypothesen unter Beweis zu stellen. Er war sich zwar der Gefahren dieses invasiven Eingriffes bewusst, sah aber durch die Zufriedenheit seiner afrikanischen Klienten in der Effektivität seiner therapeutischen Mission bestätigt. Wir müssen uns nun fragen, was es bedeutet einen Mitmenschen aus einer anderen Kultur auf eine westlich konzeptualisierte Couch zu legen. Weiters bleibt ungewiss, welche Schlüsse wir aus den so gewonnenen Erkenntnissen ziehen können.

Parins Forschungen erfolgten nicht in therapeutischer und schon gar nicht in wissenschaftlich-experimenteller Absicht, sondern in zunächst rein observativer Rationale. Erkenntnisgewinn aus teilnehmender Beobachtung und narrative Auswertung der Daten gehörten zu den Methoden der postmodernen Feldforschung, die aus den kolonialisierenden Aus- und Nebenwirkungen vorangehender ethnologischer Forschungsreisen gelernt hatte. Wie auf der Couch gibt es auch im Feld Phänomene, die psychoanalytisch als Gegenübertragung bezeichnet wurden und die verstärkt Beachtung fanden[14]. Die Spiegelfunktion des Beobachters oder Zuhörers erscheint zunehmend fragwürdig, ja eigentlich unmöglich. Wie kann ich in einer interkulturellen Beziehung im anderen Man-Selbst anwesen, wenn ich zu wenig über andere Existenzialien wie etwa die Geworfenheit des anderen weiß? In der eigenen Kultur kennen wir zumindest einen Teil des Man-selbst, das uns täglich anspricht, wenn auch jeden Menschen in je anderer Weise[15].

Doch in der anderen Kultur müssen wir uns auf das andere In-der-Welt-Sein einlassen, um der Andersheit des Anderen offen entsprechen zu können. Der interkulturelle Psychotherapeut muss in der anderen Kultur leben, wenn er dort therapieren möchte.

Wenn wir als Psychotherapeut als Beobachter in eine andere Kultur wandern, so bleibt diese therapeutische Migration nicht ohne Auswirkungen. Es wird nämlich der Andere nicht in seinem Andersheit, sondern in seiner anderen Gestimmtheit, in seiner so oder anders gestimmten Andersheit angenommen: der Andere wird in seinen Seinsmöglichkeiten eingeschränkt. Denn die Beobachtung erfolgt doch teilnehmend, was beim Ethnologen vielleicht weniger einschränkend wirkt, da ihn nicht nur

---

14 Die Bedeutung und gleichzeitig die inhärenten Gefahren der Gegenübertragung für interkulturelle Psychotherapie betont Devreux 1998

15 Wir haben bereits erwähnt, dass sich unsere Kultur streng genommen in jeder mitmenschlichen Begegnung jeden Augenblick ändert.

die Psyche sondern bestenfalls alles interessiert. Aber sobald ich als Psychoskopeur den Anderen mustere, enge ich seine Offenständigkeit im Mitsein ein. Psychotherapie als reine Beobachtung macht den anderen krank. So wundert es nicht, dass in Studien von interkulturellen Psychotherapeuten die Klienten in anderen Kulturen psychisch krank sind: rein methodologisch gesehen müssen sie es sein.

Feldforschung als Psychoskopie ist umso mehr pathologisierend, je mehr sie endo-skopisch sein möchte. Je mehr wir nach einem verdrängten Inneren suchen, desto mehr kränken wir den Anderen alleine durch unser Weltbild. Alleine der kommunizierte Versuch eines Beweises für die Unterstellung, dass es zum Beispiel ein verdrängtes Unbewusstes gibt, macht die psychotherapeutische Feldforschung zu einer psychologischen Kolonialisierung. Wir gewinnen aber nur wenig authentische und schon gar nicht objektive Information durch wissenschaftliche Feldforschung, die wir in unserer Heimat, in unserer Kultur zum Wohle unserer Patienten aus anderen Kulturen nützlich machen könnten.

Feldforschung beschränkt sich aber nicht auf das Wandern in andere Kulturen, sondern erscheint auch in der eigenen Kultur als Informationsquelle geeignet zu sein. Sozialanthropologen bedienen sich dieses Instrumentes traditionellerweise, auch Kulturanthropologen gewinnen derart Erkenntnisse über migrationsassoziierte Phänomene in der eigenen Kultur. Wiederum zeigt sich dieses wertvolle Instrumentarium der Anthropologie in der Hand des Psychotherapeuten als gefährliche Lanzette. Wir erhoffen uns von der Feldforschung ein besseres Verständnis des anderen In-der-Welt-Seins des Anderen, bekommen aber nur Information über die Andersheit und nicht über das Anders-Sein[16]. Verwenden wir nun die Merkmale der Andersheit wie etwa die gesetzlichen und sozialen Rahmenbedingungen, unterschiedliche Rituale, unterschiedliche Weltbilder und andere Konzepte der Psyche steril verpackt in einer wissenschaftlichen Arbeit, so werden sie die aktuelle therapeutische Beziehung bestenfalls nicht verändern. Es wird jedoch zu befürchten sein, dass der Psychotherapeut durch die Informationen aus der Feldforschung in der Begegnung weniger offen und gelassen sein wird und den Versuch der psychischen Integration oder Assimilation unternehmen wird. Assimilation des Anderen ist Kolonialisation des Anderen in der eigenen Kultur.

---

16 Zur Bedeutung der Differenz von Andersheit und Anders-Sein siehe Kapitel 2.1.2

Der interkulturelle Psychotherapeut muss kein Ethnologe sein. Wenn er authentische Information über eine andere Kultur erhalten möchte, muss er in dieser Kultur leben, muss er diese andere Kultur als seine Heimat annehmen, wenn er den kranken Anderen nicht kolonialisieren und weiter kränken möchte.

1.7. Hermeneutische Gesellschaftskritik

Die Gefahren interkultureller Psychotherapie ergeben sich aus der spezifischen, genuin therapeutischen Beziehung. Während in der alltäglichen interkulturellen Beziehung die Offenheit entweder durch einen Vertrag hierarchisch reglementiert oder sich die Begegnung je schon gleichberechtigt zeigt, ist die therapeutische Beziehung einerseits ein gemeinsamer Raum, in dem andererseits ausschließlich das psychische Wohl eines Beziehungspartners, nämlich des Klienten im Vordergrund steht. Die therapeutische Beziehung ist demnach sowohl bestimmt durch die wesenhafte Gleichheit als auch durch eine struktur- und erfahrungsbedingte Ungleichheit[17]. In der Ausübung seiner spezifischen Heilkunst, der Beziehungskunst steht dem Psychotherapeuten eine reiche Fülle an Möglichkeiten zur Verfügung, dem leidenden Mitmenschen in seinem Anspruch zu entsprechen und das Wesentliche zur Sprache kommen zu lassen. Was in Europa als Psychotherapie bezeichnet wurde, kannte die Menschheit als Beziehungskunst seit je her, unabhängig von der jeweiligen Kultur.

Jene Menschen, die bei Beeinträchtigungen des Gestimmt-Seins[18] zu Rate gezogen worden sind, haben also eine Fülle an Werkzeugen, Methoden und Erklärungsmodellen entwickelt, wie sie dem Mitmenschen helfen können. Worauf Schamanen, Psychotherapeuten verschiedenster Schulen, Medizinmänner und andere Geistheiler kulturunabhängig ihre Heilkunst gründen, ist das existenziale Mitsein die die heilende mitmenschliche Beziehung ermöglicht. Weiters universal ist die Auslegung dessen was sich in der Beziehung zeigt. Je nach Ausbildung wird man die Phänomene in der Beziehung als Zeichen, Projektion, neurohormonale Reaktion, Symbol oder Funktion benennen, aber irgendwie werden sie immer ausgelegt werden. Und dieser Deutungsprozess ist entscheidend für das gelingen der Beziehungskunst, da

---

17 Zur Ungleichheit der ärztlichen Beziehung siehe Pöltner
18 Die westlich modernisierte Medizin würde diese Beeinträchtigung als Psychopathologie bezeichnen

darin das Ausmaß der Offenheit für weitere Phänomene in der therapeutischen Beziehung festgelegt wird. In alltäglichen Beziehungen deuten wir natürlich auch jedes Beziehungsphänomen, leiten daraus aber nicht therapeutische Konsequenzen ab. Die Hermeneutik des Alltags verändert den Auslegenden selbst, die therapeutische Hermeneutik verändert die Anderen.

Alltagsbeziehungen von gesunden Menschen, die ihren Möglichkeiten entsprechend offen sind für das ihnen Begegnende, lassen sich durch die Beziehung selbst, also bevor noch ein Wort gesprochen wird, vom anderen durchstimmen und durch das Anders-Sein den Austrag der Seinsmöglichkeiten gegenseitig erleichtern. Der Andere wird dabei nicht instrumentalisiert und funktionalisiert zur Selbstverwirklichung. Denn der instrumentalisierte Andere entzieht sich in seinem Anders-Sein, sobald er nur mehr zuhandenes Instrument wird. Der Mensch ist nicht im Anderen bei sich. Der Mensch geht nicht im Anderen auf, sondern bleibt wesenhaft Selbst-Sein. Der Andere ermöglicht es dem Menschen, sich sich selbst wieder zu schenken. Was dem Menschen gegeben ist, kann er sich im Mitsein mit Anderen wieder schenken. Gegeben ist dem Menschen sein Dasein mit den eigenen Seinsmöglichkeiten. Je schon legen wir im Entsprechen das uns Begegnende in seiner Bedeutsamkeit aus, Dasein ist wesenhaft Hermeneutik.

Erleichtern uns im Alltag Deutungsprozesse unser Selbst-Sein, so müssen wir das hermeneutische Vorgehen in der Psychotherapie differenziert betrachten. Die therapeutische Beziehung gründet auf der Kenntnis der Existenzialien des Klienten, beginnt mit der Vergegenwärtigung des Vergangenen, lässt das Man-Selbst anwesen. Zunächst unterscheiden wir in der Beziehungskunst die Kultur des Patienten von anderen Kulturen, um den Mitmenschen dort abholen zu können wo er steht: im Kranksein mit eingeschränkten Seinsmöglichleiten, mit Interpretationen und Konzepten zu Pathologie und Pathogenese einer bestimmten Gesellschaft. Zunächst wird die Therapie diese gesellschaftlichen Konzepte von den eigentlichen Auslegungen des Klienten unterscheiden. Der Deutungsprozess ist unmittelbare Gesellschaftskritik.
Wie jede interkulturelle Beziehung die Kultur verändert, indem sie Rituale hinterfragt[19], kritisiert jede interkulturelle Begegnung den Rahmen der jeweiligen Gesellschaft, in der sie stattfindet. Gesellschaft ist jene

---

19 siehe Kapitel 1.3.

Gruppe von Menschen, die vereinbart hat dasselbe Man-Selbst zu teilen. So ist jede Kulturkritik gleichzeitig Gesellschaftskritik, nicht aber umgekehrt. Denn ich kann die Versammlung von Menschen auch an ihrem eigentlichen Seinsvollzug unterscheiden, ohne dabei das Man-Selbst zu kritisieren. Psychotherapie ist Kulturkritik und als solche immer gesellschaftskritisch.

Psychotherapeutische Beziehungen stehen zwar in einem gegebenen strukturellen Rahmen, hinterfragen aber kontinuierlich die Notwendigkeit des Soseins dieses Rahmens, um den geeigneten Raum für den eigentlichen, gesunden Seinsvollzug des Klienten zu finden. Der Psychotherapeut muss seine Beziehungskunst ausschließlich zum Wohl seines Patienten anwenden. Zunächst bedeutet der Deutungsprozess unmittelbar Gesellschaftskritik, schließlich führt die Öffnung des kranken Mitmenschen nicht nur zu dessen Gesund-Sein, sondern auch zu einer Öffnung der Gesellschaft, die diese positiv verändert. Die Auswirkungen der therapeutischen Beziehung können sich gar nicht auf eine Einzelperson beschränken, da der Klient nicht als isolierte Subjektkapsel in einem Meer von Subjekten schwimmt, sondern im Mitsein wesenhaft in der Sozietät mitanwest.

Die hermeneutische Arbeit der Psychotherapie verändert jede Kultur, jede Gesellschaft, jede Politik und somit die Weltgeschichte. Interkulturelle Psychotherapie versucht diese Aufgabe strukturiert aufzugreifen und im Bewusstsein dieser Verantwortung umso mehr auf die Gefahren der Manipulation des Anderen in seinem Anders-Sein zu achten. Umgekehrt ist es die Aufgabe der Gesellschaft, im eigenen Interesse geeignete Rahmenbedingungen für die Ausübung solcher Beziehungskunst zu schaffen.

1.8. Strukturelle Rahmenbedingungen

Es erscheint zynisch, das offene und freie Selbst-Sein von allen Menschen zu fordern, wenn die Herrschaftsstrukturen nicht darauf ausgerichtet sind. Deutlicher ausgedrückt muss die Leitung einer Gesellschaft an gesunden Mitgliedern explizit interessiert sein und für alle entsprechend Ressourcen dafür widmen. Wenn diese Rahmenbedingungen nicht vorhanden sind oder nur privilegierten Mitgliedern vorenthalten sind, erscheint eine interkulturelle Psychotherapie in ihrem breiten Wirkspektrum nicht durchführbar zu sein. Eigentliches Selbst-Sein ist nur in einer gelassenen Gruppe von Menschen möglich, einer Gesellschaft die den offenen Austrag existenzialen Mitseins und Geworfenheit aktiv zulässt. Strukturelle und gesetzliche Rahmenbedingungen gehören zur erwähnten Geworfenheit. Unsere eigene Geworfenheit können wir nicht ändern, jene unserer Nachfahren sehr wohl. Wir können etwa adäquate Rahmenbedingungen für interkulturelle Psychotherapie schaffen, die noch nicht ausreichend in unserer Kultur mittels Gesetzen verankert sind. Migranten leiden nicht zuletzt unter fehlenden Schutzmechanismen. Dieser Mangel äußert sich in ökonomischer, soziokultureller und psychischer Hinsicht, was zugleich das Kranksein ermöglicht und danach die Heilung erschwert. In der Diskussion über das Gesundsein müssen die entsprechenden Rahmenbedingungen immer mitgedacht werden. Psychotherapie ist praktische Philosophie, die Praxis der Psychotherapie selbst muss aber auch strukturiert sein. Bereits für einen Kranken in der eigenen Kultur ist es oft schwierig, die richtige Heilkunst zu erhalten. Viel komplexer wird es, wenn dem kranken Migranten weder die Gesellschaftsstruktur, noch das Gesundheitssystem vertraut sind und vielleicht sprachliche oder rassistische Hindernisse den Zugang zu den erforderlichen Ressourcen verstellen. Daher muss die Rahmenbedingung für interkulturelle Psychotherapie übersichtlicher organisiert und diese Dienstleistung besonders leicht zugänglich sein.

Es braucht zunächst ein Informationssystem, das jedem Migranten verständlich ist, etwa durch kompetente native-speaker, die über die Bedeutung interkultureller Psychotherapie informiert sind. Sonst ist diese Beziehungskunst nur privilegierten Migranten vorenthalten, die vielleicht unter der Migration ohnehin weniger leiden als die unterprivilegierten. Weiters muss die Finanzierung der therapeutischen Betreuung in suffizientem Ausmaß gesichert sein. Eine Psychotherapiestunde ist nämlich nicht besser als gar keine, denn sie lässt mehr Fragen offen als sie beantworten kann, sie legt mehr Wunden frei als sie decken kann. Weiters müssen für eine gegebene Anzahl von Migranten ausreichend Institutionen zur Verfügung stehen, die genug geschultes Personal anbieten kann.

Schließlich muss das therapeutische Team eine vertiefte, spezifische Ausbildung in interkultureller Psychotherapie erhalten haben, das heißt es sind entsprechende Ausbildungsinstitutionen erforderlich, die auf interkulturelle Psychotherapie spezialisiert sind. Eine eklektische Methodologie, die aus bestehenden therapeutischen Richtungen beliebig Techniken versammelt ohne ein wissenschaftliches Netzwerk zu konsultieren, läuft Gefahr die Besonderheiten interkultureller Therapie zu übersehen. Ein fundiertes wissenschaftliches Netzwerk von Sozial- und Kulturanthropologen, Übersetzern, Philosophen und Ärzten ist ebenfalls erforderlich, wenn interkulturelle Psychotherapie außerhalb der eigenen Kultur geplant wird. Hier liegt die Gefahr einer Neokolonialisierung auf psychologischer Ebene besonders evident auf der Hand. Kam es im Rahmen der Globalisierung zu einer ökonomischen Kolonialisierung durch westliche Staaten, so droht hier gleichsam als Appendix der Marktwirtschaft eine Errichtung neuer Psychokolonien durch westliche Psychotherapiekonzepte. Die äußere setzt sich nun in der inneren Kolonialisierung[20] fort.

Auch hier ist vor eklektizistischen Ansätzen zu warnen. Denn okzidentale wie orientale Traditionen der Beziehungskunst sind in einem spezifischen kulturellen Mikrokosmos gewachsen und sind nicht universal anwendbar. Es scheint ein genuiner interkultureller Psychotherapierahmen notwendig zu sein, der lokale Traditionen der Beziehungskunst strukturiert implementieren kann, um im Bedarfsfall vor Ort interkulturelle Psychotherapie anbieten zu können, wenn lokale Strukturen nicht reichen. Wiederum müssen sich beide Gesellschaften zur interkulturellen Therapie bekennen und die offiziellen Voraussetzungen schaffen, auf weiter oben erwähnte seriöse Weise arbeiten zu können. Wir können nicht oft genug betonen, dass diese Interventionen schließlich der gesamten Gesellschaft hilft und nicht nur den einzelnen Krisenopfern, wie etwa nach Naturkatastrophen oder Kriegen. Es ist die Aufgabe interkultureller Psychotherapeuten, auf die Bedeutung ihrer Arbeit und der dafür erforderlichen Rahmenbedingungen öffentlich hinzuweisen.

1.9. Die Sprache des Anderen

Wenn die Rahmenbedingungen für eine interkulturelle Psychotherapie strukturiert sind, muss das konkrete therapeutische Prozedere organisiert werden. Wir wollen uns zunächst dem Sprachproblem widmen, da es wahrscheinlich der fragwürdigste Aspekt interkulturellen Therapierens ist.

Wiederholt wurde von einer fundamentalen Psychotherapie gesprochen, die jenseits kultur- und schulenspezifischer Grenzen die Grundlegung für die Praxis interkultureller Psychotherapie sein soll. Daher muss auch die

---

20 Siehe dazu Bosse 1979

Frage nach den Übersetzern unabhängig von einer gegebenen therapeutischen Richtung zu klären sein, auch wenn es auf den ersten Blick nicht unerheblich erscheint, ob die genuin therapeutische Beziehung ursprünglich aus einem Therapeuten und einem Klienten, mehreren Therapeuten und mehreren Klienten oder Mischformen daraus bestand. Auch scheint die theoretisch fundierte Bedeutung nonverbaler Kommunikation für den Bedarf an Übersetzern bedeutsam zu sein. Wollen wir jedoch vermeiden, dass jeder einzelne therapeutische Ansatz eigene Vorgaben für die interkulturelle Anwendung entwickeln muss und dass das jeweilige Vorgehen erst recht der subjektiven Beliebigkeit unterliegt, so müssen wir uns der wesenhaften Sprachlichkeit menschlichen Daseins gewahr werden.

Der Mensch kann nicht sprechen weil er Sprechwerkzeuge besitzt, sondern umgekehrt: weil er ein sprachbegabtes Wesen ist, ist ihm die Möglichkeit zur Phonation gegeben. Der Grund des Seins spricht sich dem Menschen zu, das Sein des Seienden ist sprachlich verfasst. Die konkrete alltägliche Sprache mit aktuellen Worten ist der ontische Austrag der ontologischen Sprachlichkeit, sie vermag aber nur jenes auszusagen was den Menschen wesenhaft anspricht. In der psychotherapeutischen Beziehung erfahren wir durch die jeweilige, je eigene Sprache des Klienten viel über seine je eigene Welt. Die mitmenschliche Beziehung gründet aber zusätzlich auf dem leibhaftigen Austrag der Seinsmöglichkeiten, also der Körpersprache, ebenso wie auf dem existenzialen Nichts, das sich im Schweigen und in Pausen zuspricht. Auch die Stille spricht uns an und verkündet Wesenhaftes.

Somit können wir folgende Konsequenzen ziehen: erstens brauchen wir die Sprache um uns wesensmäßig mitteilen zu können und zweitens brauchen wir nicht unbedingt die Sprache, um den Anderen wesensmäßig verstehen zu können. Oder genauer ausgedrückt wird es nicht an jedem einzelnen Buchstaben oder an jeder einzelner Vokabel liegen, ob ich den Anderen verstehe, solange dieser sich sehr wohl in seiner Sprache mitteilen kann.
Nun muss mich die Sprache des Anderen nicht unmittelbar ansprechen sondern kann von einem zweiten Anderen übertragen werden. Was sich unmittelbar zeigt, kann hingegen nicht vermittelt werden. Die nächste Konsequenz die wir aus unseren Überlegungen ziehen können ist folgende: das Hinübersetzen von Wörtern verändert wesentlich die Phänomene. Der Übersetzer verändert die therapeutische Beziehung, indem er

eine neue Beziehung schafft. Der Übersetzer kann sogar die Therapie unbemerkt manipulieren. Möchte der Therapeut seine Beziehungskunst genuin ausüben, so muss er es unvermittelt und unübersetzt machen. Man kann Lebensberatung, organisatorische Strukturen, Gesetze, Regeln, Rituale übersetzen, nicht aber Psychotherapie.

Beziehungen werden durch Übersetzungen öffentlich, da der Übersetzer ursprünglich nicht für diese Beziehung vorgesehen war, sondern nur notgedrungen anwesend ist. Er ist eigentlich nicht erwünscht, sondern lässt im Beziehungsraum die Allgemeinheit sprechen, durch die Regeln der Übersetzungskunst. Übersetzte Beziehungen verlieren ihre Intimität. Auch wenn wir selbst etwa unserem Beziehungspartner unsere Gefühle in Worte übersetzen müssen, wird der gemeinsame Raum uneigentlich, durchdrungen vom Man-Selbst. Das Hinübersetzen[21] als kontinuierlicher Übergangsritus kultiviert die genuine therapeutische Beziehung, der Übergang vom Therapeuten zum Klienten wird in jedem Satz künstlich unterstützt und neu konstruiert. Dabei kann es in einer gelassenen Beziehung keinen Übergang von Subjekt zu Subjekt geben, die sich initial isoliert gegenüberstanden. Die Dichotomie entsteht durch Translation und schafft somit neue Grenzen.

Es ergibt sich aus dem Gesagten eine wichtige Folgerung: interkulturelle Psychotherapeuten müssen die Muttersprache ihrer Klienten erlernen. Denn es ist wesentlich wichtiger, dass sich der Patient in seiner Sprache sicher, geborgen, intim und heimlich fühlt, als dass der Therapeut jedes Vokabel kennt. Vielleicht fühlt sich der leidende Mitmensch umso mehr zu Hause je heimlicher er sein kann. Vielleicht wird ihn Interkulturalität umso weniger belasten, je mehr Wesentliches in seiner eigenen Sprache anklingen kann. In der interkulturellen Psychotherapie muss der Klient in seiner Sprache zu Wort kommen können. Dazu muss der Therapeut über ein Mindestmaß an Kenntnis der jeweiligen Sprache verfügen. Wenn wir annehmen, dass die therapeutische Beziehung selbst heilend wirkt, mit der überwiegend nonverbalen Gelassenheit des Therapeuten, und wenn wir annehmen dass sich die Einengung des Seinsaustrages des Patienten zunächst sprachlich äußert, dann verstehen wir, weshalb es wichtiger ist dass sich der Klient in seiner Sprache ausdrücken kann als dass der Therapeut jedes Vokabel seines Klienten kennt. Nicht selten

---

21 Das Hinübersetzen ist ein Modus des Hinübertragens, der Überträglichkeit, wie sie als Austrag von Kultur in Kapitel 2.2. aufgezeigt wurde

kennen wir in derselben Sprache spezifische Ausdrücke unserer Mitmenschen nicht, die sie aus ihrem je eigenen Alltag, Beruf oder aus ihrer Phantasie schöpfen. Obwohl wir die Sprache verstehen, kennen wir oft manche Vokabel nicht und würden dennoch keinen Übersetzer um Hilfe bitten, sondern würden unseren Mitmenschen gleich selbst fragen.

Umgekehrt können wir erfahren, dass wir die Sprache des Anderen nicht kennen, ihn aber dennoch ausreichend verstehen, um uns lange mit ihm zu unterhalten. Auch hier würde uns ein Übersetzer nicht helfen können, er würde die Konversation aufhalten, sie mitbestimmen und in eine bestimmte Richtung lenken. Alleine durch die Wortwahl, den Tonfall und die nonverbale persönliche Anwesenheit verändert der Übersetzer unausweichlich jede Beziehung, selbst wenn er inhaltlich ausgezeichnet übersetzt. Es bleibt immer ein Risiko von inhaltlichen Fehlern, Verständnisfehlern und vielleicht sogar wohlwollenden Interpretationen des Trans-lators, der meine Sprache hinübersetzt und an einem anderen Ort landet als ich es wollte.

Der Übersetzer verändert im besten Fall die therapeutische Beziehung, im schlechtesten Fall verfälscht und manipuliert er sie. Die Sprache des Anderen muss unverfälscht und ungestört erklingen können, dann kann sie beim Anderen ursprünglich ankommen. Im Gegensatz zu jeder anderen Vertragsbeziehung kolonialisiert das Schiff des Fährmannes, des Hinübersetzers den anderen jenseits des interkulturellen Gewässers. Dem anspruchsvollen Anderen muss in der interkulturellen Psychotherapie ohne Übersetzung entsprochen werden.

1.10. Die Träume des Anderen

Interkulturelles Träumen erweckt den Wachen zur Offenheit für das Ganze. Im Traum wesen wir in unserer Welt wirklich an, wie auch im Wachen. Wir sind träumend selbst und kein anderer, wir sind aber auch träumend immer mit Anderen. Der Traum bedeutet für jeden Menschen Wesentliches, in der Gestimmtheit im Traum und im Traumgeschehen selbst zeigen sich neue wesensmäßige Seinsmöglichkeiten, die wir uns im Wachzustand nicht träumen lassen würden. Entscheidend ist allerdings die Auslegung der Träume, denn sie kann viele Phänomene verzerren und verbergen und andere wieder konstruieren. Wenn wir in unsere träumende Existenz etwas hineindeuten, so kolonialisieren wir uns selbst durch uneigentliche Konzepte anderer, die vielleicht für jenen

Anderen sehr wohl seinsgemäß gewesen sein kann. Daher müssen wir vorsichtig damit umgehen, was uns als Traum gegeben ist, was es uns träumte. In der hermeneutischen Auslegung von Traumphänomenen verstehen wir den Menschen in seinem genuinen In-der-Welt-Sein als Träumender. Im Gegensatz dazu hat jede Kultur eigene Traditionen der Traumdeutung, die ritualisiert, spiritualisiert oder institutionalisiert werden können. Natürlich kann die Traumdeutung auch kommerzialisiert werden und als prophetischer Blick in die Zukunft verkauft werden. Es sind dies wichtige Bestandteile jeder Kultur. In der Traumdeutung spricht das Man-Selbst, in der Traumauslegung kommt das eigentliche Selbst-Sein zur Sprache.

Im existenzialen Mitsein sind wir von Träumen nie isoliert angesprochen. Im Mit-ein-Anderer-Sein wirkt der Traum auch auf den Alltag der Anderen, er verändert nicht nur mein Leben, in dem es mir neue Seins-möglichkeiten eröffnet, sondern auch das Leben der Anderen: meiner nächsten Mitmenschen, meiner Kultur und schließlich der Welt-geschichte. Die epochale Bedeutung von Träumen ist den Menschen in verschiedenen Kulturen seit je aufgegangen.
Die indigenen Einwohner Australiens etwa bezeichnen ihren Schöpfungsmythos übersetzt als dreaming[22]. Ein Traum begründet hier auf Vergangenem das Gegenwärtige und entwirft gleichzeitig die Zukunft[23]. Urwesen haben die Natur erschaffen und sind mit den Menschen verwandt. Das dreaming ist in Unendlichkeit durch das Land mit den Menschen verbunden. Heilige Geschichten von dreaming erzählen von Vergangenem, das zum Beispiel heutige Gesetze fundiert und damit unsere Zukunft bestimmt. Durch unterschiedliche Über-setzungen sind zahlreiche Geschichten falsch erzählt worden und im Laufe der Geschichte teilweise verschwunden. Auch hier begegnen wir der Unübersetzbarkeit von Wesentlichem, das durch Translation seine Bedeutung verliert. Und die Bedeutungen sind existenziell wichtig. Dreaming Geschichten geben aus Sicht der Aborigines dem Leben erst einen Sinn. Die Wurzeln und die Geistwesen der Familien, die fest mit dem konkreten bewohnten Land verbunden sind, werden im dreaming beschrieben. Als gemeinsame Mutter wird das Land beschrieben, das durch Geister die Menschen miteinander und mit den Vorfahren ver-

---

22 Der Terminus dreaming ist in gleicher Weise unübersetzbar wie das deutsche Wort Dasein
23 http://indigenousaustralia.frogandtoad.com.au/story.html

bindet. Nicht nur in Worten kann vom Träumen erzählt werden. Gesungen, getanzt, gemalt und in Stein gemeißelt spricht den Menschen das dreaming an. Im Alltag entsprechen Aborigines diesem Anspruch durch Rituale und Zeremonien, die den Respekt vor den Mitmenschen und vor der Umwelt zum Ausdruck verhelfen. Man findet die Urwesen des dreamings sowohl in Felsformationen, Wasserwegen und Meeren, als auch in Tieren und Pflanzen, die gemeinsam an die Schöpfung und die Ahnen erinnern.

Dreaming ist ein universales Träumen, das dem Grund menschlichen Daseins entspricht und somit die Weltgeschichte begründet. Hier geht die Bedeutung des Träumens in seiner fundamentalen Wirklichkeit auf. Es zeigt sich aber auch, dass Träume nicht in andere Sprachen übersetzbar sind und dass dies gar nicht notwendig ist, solange die Geschichten authentisch erzählt werden können. Interkulturelle Traumauslegung ist eine Kunst, die wesensmäßig zur Beziehungskunst gehört.

Verbunden mit dem konkreten Land und mit dem Familienverband kann das Träumen den Alltag des Menschen grundlegend durchstimmen. Doch auch für Menschen in der Diaspora bedeutet ein Traum weit mehr als eine individuelle nächtliche Illusion. Selbst wenn eine Familie über Nationen verstreut ist, kann in einer gegebenen Kultur ein Traum des Einzelnen für die gesamte Familie von Bedeutung sein. So hat etwa bei den Sinti jeder Traum eine Auswirkung auf das Kollektiv. Wenn es jemandem in der Nacht träumte, dann wird am nächsten Tag in einem wichtigen Ritual die Traumgeschichte erzählt. Zunächst der unmittelbaren Familie, denn den Verwandten im selben Land, dann den Angehörigen auf der ganzen Welt[24]. Die Gestimmtheit des Träumenden wird ritualisiert weitergegeben und durchstimmt das Weltverhältnis der Anderen. Unweigerlich verändert jeder Traum durch die Freilegung neuer Seinsmöglichkeiten unser In-der-Welt-Sein, unser Mit-Sein und damit unsere ganze Welt. Umso mehr verändert das Träumen die Welt, je mehr es sich in Worten zeigt und mitgeteilt wird. Im Traum teilt sich das Sein mit.
Jede Kultur hat ihre je eigene Art, wie sie Träume auslegt und sie im wachen Alltag anwesen lässt oder verborgen hält. Selbstverständlich können Träume auch Menschen erschrecken, ängstigen und verletzen.

---

24 Zur Bedeutung der Familie und des Erzählens in der Kultur der Sinti siehe Heil 1998.

Daher wird jeder Mensch solche Träume manchmal zu verbergen suchen. Oder er wird sie dennoch mitteilen und vielleicht versucht sie die Allgemeinheit zu verbergen, weil sie vor den Auswirkungen der Traumerzählung Angst hat. Es ist sogar sehr wahrscheinlich, dass das Man-Selbst Träume von Menschen als Ausdruck ihrer Eigentlichkeit verbergen wollen wird. Ebenso wird der Tagtraum als Vision oder Utopie von der anonymen Durchschnittlichkeit qua Kultur eher verborgen werden, weil Träume das Anders-Sein provozieren.

Träume sind das schlichtweg Andere. Kultur ist das Identische. Daher gibt es keine Kultur des Träumens, man kann das Träumen nicht kultivieren. Man kann Träume nicht manipulieren. Nur die Erzählung kann beeinflusst werden, durch zunächst eigene Interpretationen, dann durch Deutungen der Anderen, schließlich durch Veränderungen beim Übersetzen. Selbst wenn die Traumgeschichte authentisch mitgeteilt werden kann, mit eigenen Worten, in der eigenen Sprache, ungefiltert in völliger Gelassenheit, selbst dann kann die Kultur den Träumenden noch einschränken. Die Konsequenzen des Traumes für den Alltag können von der Allgemeinheit limitiert werden, die Kultur kann vorgeben wie der Einzelne das Geträumte im Alltag verarbeiten soll. Nacht- oder Tagtraum, Selbsterkenntnis oder Utopie, das Träumen ist unkultiviert. Das Träumen ist das Anders-Sein schlechthin.

Interkulturelle Traumauslegung ist ein grundlegender Bestandteil interkultureller Psychotherapie, weil es unverfälscht die je eigenen, noch verborgenen Möglichkeiten des kranken Mitmenschen zeigen kann. Ein unglaubliches Potenzial wird sichtbar, wenn der Traum unkultiviert in der therapeutischen Beziehung anwesen kann. Dazu muss das Geträumte in der Muttersprache des Klienten von ihm selbst unübersetzt erzählt werden. Weiters muss eine phänomgerechte Traumauslegung das Gestimmt-sein im Traum als genuines In-der-Welt-Sein zulassen, anstatt als kulturspezifische Traumdeutung den Anderen in seinem Anders-Sein zu kolonialisieren.

2. Interkulturelle Grundlegung

2.1. Die Grammatik des Anderen

Der Mensch ist vom Wesen je schon der Angesprochene und Entsprechende. Die ursprüngliche Sprachlichkeit menschlichen Daseins begründet das existenzielle Verstehen-können. Zunächst versteht sich der Mensch auf sein eigenes In-der-Welt-Sein, auf seinen eigentlichen Seinsvollzug, auf Erschließung seiner je eigenen Möglichkeiten und Grenzen. So spricht ihn schweigend der Grund in seiner je eigenen Welt an. Nun ist das Dasein immer schon Mitsein, meine Welt ist existenzial unsere Welt, meine Sprachlichkeit ist je schon unsere Sprachlichkeit.
Dennoch scheint im Alltag das Verstehen nicht selbstverständlich zu sein. Viele Menschen verstehen ihre Welt nicht, verstehen nicht den Ruf des Gewissens zum Selbst-Sein und schon gar nicht verstehen sie den Anspruch des Anderen. Doch der Andere ist anspruchs-voll. Es gibt keinen anspruchs-losen Mitmenschen. Und dennoch sind wir im Alltag oft sprachlos, wenn uns der Andere in seiner Andersheit aufgeht, wenn er aus der nivellierten Allgemeinheit des Man heraussteht, und uns seine Andersheit als solche aufgeht.
Der Anspruch des Anderen hat seine eigene Grammatik. Die Deklination der Alterität ist eine Beugung des sich alltäglich Zeigenden und eine Ver-Beugung vor dem Anders-Sein das je schon im Mitsein verstanden ist. Eine nähere Betrachtung der Begrifflichkeit des anspruchs-vollen Anderen als alltägliches Phänomen sind wir uns für unseren gemeinsamen eigentlichen Seinsvollzug schuldig.

2.1.1. Die Andersheit

Das In-der-Welt-Sein beginnt im Mutterleib. Hier erschließt der Mensch seine Welt alltäglich in der ersten mitmenschlichen Beziehung zur Mutter. Eine Beziehung, die nicht erst mit den ersten Sinnes-empfindungen beginnt, sondern die der Austrag des existenzialen Miteinander-Seins ist. Mit der ersten Wahrnehmung des eigenen Pulses, der eigenen Bewegungen und der eigenen Haut beginnt der ontische Austrag des Leiblich-Seins. Sobald der Mensch das erste Mal den Puls der Mutter vernimmt, ihre Temperatur und Bewegungen spürt oder durch die Fruchtblase die Stimme eines anderen Menschen hört, beginnt er dem Anspruch des Man zu entsprechen. Wie das eigentliche Selbst-Sein beginnt das uneigentliche Man-Selbst-Sein im Mutterleib.

Die je eigene Welt ist je schon Mitwelt, je schon unsere Welt, undenkbar ist das isolierte Für-Sich-Sein. Die erste Erfahrung des Anwesens des Anderen zeitigt sich schon lange vor der Geburt. Doch was unterscheidet eigentlich den Pulsschlag der Mutter vom eigenen? Wie kann der Mensch je schon das Eigene vom Anderen unterscheiden? Zu kurz greift hier der Verweis auf das Vernehmen von etwas das einfach von außen kommt. Das Andere beginnt nicht einfach außerhalb der Fruchtblase oder außerhalb unseres Leibes. Die Reduktion des Anderen auf reine Exteriorität reduzierte den Menschen selbst auf eine reine Interiorität, in der der Mensch gefangen ist und sich bestenfalls an das Andere annähern kann. Proximität wäre demnach die größte denkbare Nähe zum Anderen. Diese Hypothese hätte allerdings eine wichtige Prämisse: Identität ist Kongruenz mit einem isolierten Selbst, das existenziell durch die Differenz zu anderen Identitäten alltäglich erfahren werden kann.

Doch welchem Seinsmodus entspricht die erwähnte Erfahrung des Anderen? Wenn sich dem Menschen im alltäglichen Miteinander das existenziale Miteinander zeigt, dann im Modus des immer schon gestimmten Weltbezuges, und nicht als alltägliche Erfahrung wie ich von neuen Nachrichten erfahre, sondern als mitmenschliche Begegnung.

Der Mensch erschließt die Welt *mit* den Anderen. Dieser Satz ist in mehrfachem Sinne zu verstehen: zunächst erschließt der Mensch die Welt niemals alleine, sondern seit Beginn des In-der-Welt-Seins immer schon gemeinsam mit anderen Menschen. Angesprochen ist nicht nur die faktische Untrennbarkeit von Mutter und Ungeborenem, sondern der wirkliche Grund des Zusammengehörens von Mensch und Sein. Zweitens bezieht sich das *mit* nicht nur auf die Anderen sondern auch auf Welt: Der Mensch erschließt die *Welt* mit den Anderen. Die Mitmenschen konstituieren meine Welt, in meinem Offenständigkeitsbereich lasse ich gleichermaßen Natur wie andere Menschen anwesen, meine Welt ist je unsere Welt. Drittens erschließt der Mensch seine Welt mit Hilfe anderer Menschen im Sinne von Vermittlern. Der Mensch erschließt die Welt mit den *Anderen*. Die Anderen reflektieren nicht nur ihre eigene sondern auch meine Welt, durch sie geht mir überhaupt erst das Spektrum meiner Möglichkeiten auf. Schließlich erschließe ich immer auch zum Teil die Welt *der* Anderen, da sich meine Lichtung immer mit der Lichtung des Anderen überschneidet.

Durch mich geht dem Anderen ebenfalls ein Horizont seiner Seinsmöglichkeiten auf, sodass ich *für* ihn die Welt miterschließe. Der Mensch erschließt aber die Welt für Andere nicht nur als einspringende

Fürsorge, sondern auch als Gewähren-lassen, als Annahme des Anderen so wie er ist. Dieses Für versteht sich als sinnstiftendes Für. Im Für-Andere-Sein verstehe ich meine Welt.

Ich begegne anderen Menschen im Alltag als Mit-sein und als Für-Sein, für die es jeweils kein Gegenteil gibt. Diese Begegnung ist immer gestimmt, indem sie zum Austrag meiner Seinsmöglichkeiten gehört. In diesem Licht erscheint der Andere als radikale Exteriorität undenkbar[25]. Das Andere als konstitutive Exteriorität[26], die als Außenheit zugleich Bedingung der Möglichkeit von Identität und immer auch Teil derselben sein soll, kann phänomenologisch in einer Kritik des dichotomischen Konzeptes von Selbst und Identität destruiert werden.

Natürlich erlebe ich im Alltag den Anderen als unterschiedlich, verschieden, eben anders als ich. Doch schon bald werde ich bemerken, dass sich die Unterschiede nur schwer fassen lassen, sobald ich sie benennen möchte sind sie auch schon unsicher. Ich kann dieses Problem nur dadurch lösen, dass ich beliebig definierte und vergleichbare Kategorien einführe, die vergleichbar sind. Dies wird man dann versuchen, wenn die Ungewissheit des Unterschiedes unerträglich wird, wenn sich die Andersheit vom Grund her zeigt und Angst bereitet. Der Seinsmodus der versucht dieser Grundstimmung, des angstvollen Gestimmt-seins auszuweichen, ist der differenzierende Weltbezug. Ermöglicht wird dieser Seinsmodus durch Konstrukte, die der Mensch erfinden muss, weil nur Vergleichbares vergleichbar und unterscheidbar ist. Die Bedingung dieser Möglichkeit ist die Freiheit des Menschen, Unterschiedliches von der Welt ankommen zu lassen.

Nun kann der Mensch das Phänomen des Unterschieds in einer Fülle von Perspektiven auslegen[27]. Zunächst kann ein Gegensatz in der antiken griechischen Philosophie als Entgegengesetztes verstanden werden, das immer im Verhältnis zu etwas anderem steht[28]. Spezifische Unterschiede gelten hier nicht nur zwischen den Gattungen, sondern es

---

25 Zum Argument der Andersheit im Horizont der Exteriorität siehe Dussel 1989, sowie Schelkshorn 1992
26 wie etwa bei Derrida 1972
27 Die Darstellung der Entwicklung der historischen Entwicklung des Differenzbegriffes stellt keinesfalls den Anspruch auf Vollständigkeit, sondern fokussiert bewusst auf wenige Beispiele, die die These einer Grammatik des Anderen kontrastieren sollen. Somit beschränkt sich die kursorische Aufzählung auf europäische Philosophen, eine interkulturelle Differenzgeschichte würde den Rahmen der vorliegenden Arbeit überschreiten.
28 Zum Begriff des Gegensatzes siehe Aristoteles 2001, S. 69

gelten alle Differenzen des Prädikats in gleicher Weise für das Subjekt. Schließlich ist aber die Differenz nicht in einem Subjekt, folglich bezeichnet Differenz auch jenes, von dem die Differenz gilt. Alles von den Differenzen abgeleitete kann naturgemäß synonym verwendet werden[29].

Die hiermit fundierte differenzierende Weltsicht begründete das Differenzverständnis der Neuzeit in Europa und findet sich auch in der modernen Philosophie wieder. Ob nun Differenzialität schlechthin in der Sprache als System signifikanter Differenzen verstanden wird, die Bedeutungen hervorbringen[30], oder noch radikaler Sprache als kontinuierlicher Prozess des Sich-Unterscheidens von Signifikanten gedacht wird[31], das differenzierende Denken setzt sich in dieser Tradition bedeutungsstiftend fort. Im Gegensatz dazu ist der Begriff der Alterität zu bedenken, der sich vom Lateinischen „alter" ableitet und den anderen von zwei gleichartigen meint[32]. Zunächst kann Andersheit im Kontext der Dichotomie von Alterität und Identität gelesen werden[33], oder differenzierter als symbolische Differenz. Hier gilt es die Differenz in ihrem differenziellen Wesen des Symbolischen von den Differenzen als Summe von imaginären Kategorien wie sozialen Normen zu unterscheiden[34].

Ein Versuch einer phänomengerechten Darstellung der Relationalität und Ereignishaftigkeit von Alterität findet sich einerseits in der Analyse einer Logik der Anderheit bei Enrique Dussel[35] und andererseits bei Emmanuel Levinas, der das Sagen als ausgezeichnetes Ereignis der Hinwendung zum Anderen hin versteht, allerdings als Ereignis der Subjektivität, also als Unterwerfung unter den Anderen[36]. Dieser Andere ist in seiner Sprachlichkeit und in seinem Anspruch mehr als Sein, er ist

---

29 Siehe Aristoteles 2001
30 vgl. dazu Saussure 2001
31 Im differenztheoretischen Konzept von Jacques Derrida wird ein Zusammenspiel der Differenzen ohne ersichtlichen Grund beschrieben, der wie der Buchstabe „a" im Neologismus „différance" nur lesbar aber nicht hörbar ist (vgl. dazu Derrida 1972)
32 Der Begriff „alius" hingegen ist mit „xenos" als „fremd" zu übersetzen, ein Unterschied den wir weiter unten im Kapitel zur Grammatik des Fremden behandeln werden.
33 Wie etwa bei Jacques Derrida (siehe Derrida 1972)
34 siehe dazu Lipowatz 1986
35 In seiner Philosophie der Befreiung verweist Dussel nicht zuletzt auf die sozial-politischen Konsequenzen der Logik der Anderheit (siehe Dussel 1993)
36 siehe dazu Levinas 1995

Unendlichkeit. Der unendliche Andere ist nicht positiv verfasst, sondern negativ im Sinne seiner Unbestimmtheit[37]. Was bereits bei Dussel angeklungen war wird nun in einer Logik der Differenz zur logischen Indifferenz. Diese lässt sich nur hermeneutisch als Einheit in der Differenz auflösen[38], als indifferente Differenz.

Schließlich erscheint eine Analyse der Grenze zur Bestimmung von Differenzen unerlässlich. In alltäglichen Phänomenen des Miteinander oder des Ohne-einander, wie der Segregation, Separation oder Isolation[39] zeigen sich die weitreichenden gefährlichen Konsequenzen von Kulturbegriffen die alte Grenzen vertiefen und neue Grenzen schaffen. Das differenzierende Weltbild, dessen Entwicklung in Europa nun kurz Erwähnung fand, begründet jedes Konzept des Anderen sondern auch immer jenes des Fremden. Ein weiter Horizont an Erfahrungsmöglichkeiten von Fremdheit schlechthin und vom konkreten Mitmenschen als Fremder ist dem Menschen erschließbar[40], wir können uns täglich zwischen einem mehr oder weniger offenen Umgang mit Differenzen entscheiden.

Wie sich nun gezeigt hat, ist der Mensch je von Unterschieden angesprochen, lässt aber im freien Seinsvollzug das Phänomen des Unterschieds im Alltag unterschiedlich erscheinen. Offenheit ist ein Offensein entsprechend der eigenen Seinsmöglichkeiten, somit nicht maximale Offenheit. Wenn ich für ein Phänomen offen bin, dann bin ich für ein anderes verschlossen. Allerdings bleibe ich mir die Fülle meiner Möglichkeiten schuldig, wenn ich immer nur das Gleiche ankommen lasse. Diese Schuld macht Angst, der Mensch ängstigt sich um sein Dasein, wenn er Verschiedenes nicht ankommen lässt.

Nun scheinen wir an einem unauflösbaren Punkt angelangt zu sein: Unterschiede erschließt der Mensch angstvoll und das alltäglich Gleiche ebenfalls. Zudem ist die Gestimmtheit der Angst zunächst unbestimmt, weil das wovor unklar bleibt. Wir kehren zumeist zurück zur Konstruktion von Kategorien der Unterscheidung, um diese quälende Ungewissheit zu beenden. Und dürfen im Fortschreiten einen wichtigen Punkt nicht übersehen: wir schreiten fort von der Eigentlichkeit in die Uneigent-lichkeit, in den Seinsmodus des Man. Hier spricht die Allgemeinheit, die

---

37 siehe dazu Levinas 1999
38 siehe Ruin 2000
39 Eine konzise Behandlung dieser Begriffe findet sich bei Zips 2001
40 Für eine übersichtliche Zusammenfassung zu den Möglichkeiten des Fremd-erlebens siehe Schäffter 1991

Konvention und das manipulative Gerede, hier schwätzt man künstlich über Kultur, hier wird schreiend der Sinn des Lebens gehandelt. Das Man gibt vor, wodurch man sich unterscheiden kann, sei es die Geschichte, die Sprache, der Dialekt, die Kleidung, die Ernährung, die Hautfarbe, die soziale Klasse, das Geschlecht, die Gesundheit, oder wodurch auch immer man möchte. Der Seinsmodus des Man ist kein schlechterer Seinsvollzug als jener in der Eigentlichkeit, das Man-Sein gehört existenzial zum Dasein wie das Selbst-Sein ohne einen wertenden Vergleich zu ermöglichen. Im Gegenteil besteht die größte Gefahr darin, die Konstrukte des Man als Wertmaßstab zu verwenden.

Sobald der Mensch existenziale Grenzen bewertet, beginnt die Ausgrenzung. Hier wird der Andere zum Fremden, die Andersheit zur Fremdheit. Was findet man befremdend am Anderen? Entweder er sieht anders aus, duftet anders oder klingt anders, entweder denkt er anders, handelt er anders oder wertet anders – als ich. Das Man setzt ein normatives System, nämlich das Man-selbst, an dem alles Andere verglichen wird. Diese Normen können im Alltag nützlich und unentbehrlich sein, solange sie als gesetzte Normen erkennbar bleiben. Die Konstruktion einer Pluralität von Bewusstseinen, von verschachtelten Ichs und von einer radikalen Exteriorität, das Nicht-Ich ist, mag in vielen Wissenschaften begründet sein, doch Wissenschaft ist immer uneigentlich, sofern sie als Teil des Konstruktes Kultur selbst im Man konstruiert wird. Denn nur in der Allgemeinheit wollen Gesetze gelten.

Hingegen funktioniert der Mensch als offenes Wesen im Austrag seiner seinsgemäßen Möglichkeiten nicht nach Gesetzen, weil er überhaupt nicht funktioniert, sondern in seiner eigentlichen Existenz anwest. Nur im Modus der Uneigentlichkeit kann unser Dasein funktionalisiert werden. Wir kehren hiermit zurück zum Man-selbst, das in Traditionen, Regeln und Ritualen organisiert ist und das sich gerne künstliche Identitäten konstruiert, wie etwa jene der kulturellen Identität. Wenn Kultur kategorial verstanden wird und die Zugehörigkeit zu einer bestimmten Kultur über genau definierte Merkmale konstituiert ist, dann wird das Andere zum Fremden und das Eigene zum Vertrauten reduziert.

Die Andersheit bekommt einen Wert, der unter dem Wert der Eigenheit liegt. Und genau hier verorten wir den Ursprung von alltäglichen Problemen in der Begegnung mit der Andersheit des Anderen: Eigenheit ist im Seinsmodus des Man Uneigentlichkeit. Aber nur wenn Eigenheit *auch* Eigentlichkeit bedeutet, vermögen wir dem Anspruch des Anderen seinsgemäß zu entsprechen und unsere mitmenschlichen Beziehungsmöglichkeiten in ihrer reichen Fülle auszuschöpfen.

Eine unangenehme Ungewissheit scheint die erste Begegnung mit dem Anderen zu be-stimmen und die mitmenschliche Beziehung selbst ungewiss-angstvoll zu stimmen. Der alltägliche Ausdruck dieser Angst können Vermeidung, Ablehnung, Vereinnahmung, Verwissenschaftlichung, Verspottung, Verherrlichung, Idealisierung und Romantisierung der Andersheit sein. Nur vorübergehend wird die Flucht in die Uneigentlichkeit Schutz vor der Andersheit des Anderen gewähren. Schon bald wird der Anspruch des Gewissens den Menschen zur Eigentlichkeit rufen, denn die Angst vor der Andersheit des Anderen verweist auf die Angst vor der Andersheit des Selbst, kurz: das Dasein ängstigt sich um sein eigentliches Seinkönnen. Das heißt, wir entkommen dem anspruchsvollen Anderen auf keinen Fall, selbst wenn wir dem Anspruch nicht antworten wollen. Der Mensch kann nicht nicht entsprechen.

Die Flucht vor dem Anderen in das Man-selbst, die Flucht vor einer Antwort auf den Anspruch des Anderen kann letzten Endes nur dann gelingen, wenn man Identität als Solipsismus versteht. Schließlich führt ein rein differenzierender Weltbezug, in dem die Offenheit der Existenz auf die Suche nach Unterschieden zum Anderen eingeengt ist, zur Erkenntnis dass ich selbst der einzige bin, der nicht anders ist. Die Annahme des Solipsismus ist einzig als Fluchtversuch verständlich, da uns die Angst vor der Andersheit gerade auf das existenziale Miteinander verweist. Entsprechend kann das Verständnis von Identität als Gleichheit mit sich selbst oder mit Man-selbst nur bestenfalls funktionalisiert gemeint sein, als Instrument für ideologische oder ökonomische Manipulation. Folglich gibt es keine sogenannte kulturelle Identität und auch keine eigentliche Kultur. Weder die Flucht in den Modus des Man-selbst, noch die Reduktion des Kulturbegriffs auf ein angenommenes Individuum des Solipsismus bewahrt den Menschen vor der Ungewissheit, die ihn in der alltäglichen, partikulären Begegnung mit Andersheit stimmt. Vielleicht hilft uns aber die reverse Annahme weiter, dass ich mein Dasein überhaupt erst über die Begegnung mit Andersheit verstehen kann.
Andersheit hat naturgemäß zwei Seiten, da ich für den Anderen auch anders bin. In meiner Negation des Nicht-Ich setze ich voraus, dass mich das Nicht-ich seinerseits als Nicht-Ich negiert. Somit bin ich in meiner

Existenz auf die Andersheit des Anderen angewiesen und rück-verwiesen, wenn ich selbst sein möchte. In der vernichtendsten Kritik des Anderen, nämlich im Verschweigen der Andersheit und im Entziehen einer entsprechenden Antwort gefährde ich meine eigene Existenz. Abgesehen davon, dass meine Existenz nicht von verschiedenen Ichs, wie zum Beispiel einem Ich-selbst und einem Ich-Anderer oder eben Nicht-Ich ausgetragen wird, muss eine positive Begegnung mit Andersheit denkbar sein, ohne über den Umweg der totalen Negation zur Konstitution unseres Daseins vom Anderen her zu gelangen.

Zunächst müssen wir allerdings den Begriff der Identität klären[41]. Der ursprünglichste Unterschied den wir kennen, ist die ontologische Differenz zwischen Sein und Seiendem. Davon können wir weitere wesentliche Differenzen zwischen Seiendem und Seiendem, Sein und Nichts, sowie Sein und Mensch ableiten. Sein und Mensch gehören zusammen, wobei das zusammen durch das Gehörenlassen bestimmt wird. Das Gehören hat hier den Vorrang vor dem Zusammen, indem das Zusammengehörenlassen Ereignis genannt wird. Das Ereignis bestimmt das Wesen der Identität von Sein und Mensch, der wesenhaften Identität von Sein und Denken[42]. In diesem Licht wird der Blick auf eine gelassene Begegnung mit dem Anderen freigegeben. Die Sache des Denkens ist ontologisch die Differenz als Differenz.

Scheinbar führen die Konzepte des Solipsismus, Kontextualismus, Partikularismus, Kulturrelativismus bis Kultur-Skeptizismus nicht zu einer wesensgemäßen Betrachtung der Andersheit. Wenn jeder Mensch für sich eine eigene Kultur wäre, dann ist der Begriff obsolet, da er nur beschreibt, dass jeder Mensch irgendwie anders ist. Ebenso muss die Perspektive des Universalismus kritisch beleuchtet werden. Wir haben gesehen, dass es universale Existenzialien gibt, die jeden Menschen seit je her als Menschen auszeichnen, sogar zahlreiche alltägliche Austrags-formen der Existenzialien sind universal, wie etwa Grundbedürfnisse als Weisen der Offenständigkeit des Menschen. Doch jede Nivellierung des Menschen scheitert alltäglich im Austrag unserer Existenz. Wenn es die Andersheit als Kategorie nicht gibt, dann begegnet uns dennoch immer ein anderer Mensch, ein anderes Tier, ein anderes Zuhandenes, eine andere Geschichte, ein anderer Gedanke. Wir können die Andersheit

---

41 Siehe dazu Heidegger 2002
42 Siehe Heidegger 1976

nicht verschweigen und verbergen. Wir kennen aus alltäglichen Erfahrungen die ontologische Differenz, wenn uns das Ereignis aufgeht,
wenn uns der Grund anspricht, wenn uns das ausgezeichnete Wesen
des Menschen aufgeht, wenn wir der Einzigartigkeit der Mitmenschen
entsprechen. Denn das Andere begleitet uns wesensmäßig.

Was heißt eigentlich wesensmäßig? Ist das Wesen etwas Drittes, das
mich mit dem Anderen verbindet und mich überhaupt das Andere in
seiner Andersheit erkennen lässt? Möglicherweise braucht der Mensch
einen Dritten, um sich selbst und das Andere als anders wahrzunehmen.
Vielleicht ist die Frage falsch, ob ich das Andere nur von meiner
Perspektive, die ich niemals transzendieren kann, oder nur vom
Anderen, der mich erst konstituiert, her verstehen kann. Vielleicht ist der
Anspruch des Anderen wirklich nur im Kontext einer allgemeinen
Instanz, wie etwa Tradition, Gesetz, Ritual oder Transzendenz
verständlich. Vielleicht eröffnet die Dimension des Anderen immer schon
die Dimension der Allgemeinheit. Gewiss gilt dies für das Konzept von
Kultur und Interkulturalität, nicht aber für das ursprüngliche Phänomen
der Andersheit. Denn Allgemeinheit zeichnet das Man-selbst aus,
sodass eine Annäherung an das Andere vom Dritten her die Annahme
einer triadischen Beziehung von Mensch, Mitmensch und Man
voraussetzen. Sofort fällt auf, dass hier der Versuch einer
Sozialontologie scheitert, da das Existenzial Man nicht mit dessen
Austrag Mensch verglichen werden kann. Zudem begegne ich dem
partikulären Anderen nicht immer im Modus der Allgemeinheit. Unter der
permissiven Supervision durch das Dritte wäre eine eigentliche oder
seinsgemäße Begegnung mit dem Anderen unmöglich.
Besonders wichtig erscheint es, auf die Gefahr von Nivellierung und
Verwechslung von Begriffen hinzuweisen, wenn es uns darum geht, den
Anspruch des Anderen von seinem Wesen her unverfälscht ankommen
zu lassen. Jetzt verstehen wir auch, weshalb die drei erwähnten
Theorien über Andersheit, namentlich Solipsismus, Universalismus und
Generalismus, immer zu kurz greifen: sie verstehen Andersheit als
Eigenschaft oder als Kategorie. Wollen wir aber den Weg zum Wesen
der Andersheit des Anderen weisen, so müssen wir eine positive
Bestimmung des Seinsmodus zeigen, so müssen wir das Anders-Sein
untersuchen. Wenn wir uns nämlich fragen, ob wir das Andere verstehen
können und was überhaupt anders am Anderen ist, dann ist das Ganze
frag-würdig.

2.1.2. Anders-Sein

Das Andere ist anspruchsvoll. Der Anspruch des Anderen erfolgt immer schon gemeinsam mit der Antwort der gelichteten Existenz des Menschen. Der Mensch lässt Anderes anwesen, sei es Zuhandenes oder Mitmenschen. Wir haben festgestellt, dass das Andere nicht kategorial verstanden etwas *Anderes* ist, sondern dass das Andere etwas Anderes *ist*. Die Frage nach der Alterität des Anderen ist falsch gestellt, wenn Andersheit als Eigenschaft gedacht ist. Und da der Mensch je schon ein Antwortender ist, hat die Frage nach der Möglichkeit des Verstehens des Anderen einen rein transzendentalen Stellenwert, als würde man ein absolutes Verstehen hinter unseren Meinungen über das Andere postulieren. Solch ein absolutes Verständnis[43] oder absolute Empathie ist mit der Existenz des Menschen als In-der-Welt-Sein unvereinbar[44]. Und zwar nicht weil der Mensch nicht außerhalb seiner Existenz oder seiner Welt sein kann, das Wort *in* ist hier nicht geographisch gemeint, sondern weil ich als Vernehmender je schon ein Verstehender bin, insofern ich das Andere als Phänomen so anwesen lasse, wie es sich von sich selbst her zeigt.

Das Andere *ist* immer schon in meiner Welt. In der alltäglichen Erfahrung kennen wir das Andere als Zuhandenes, als Animalisches oder als Mitmensch. Der Seinsmodus des zuhandenen Dinges ist Seiendes, das zu meiner Umwelt gehört, ein Stein oder ein Berg, den ich anwesen lasse. In diesem Fall existiere ich als Mensch *anders*, weil Zuhandenes überhaupt nicht existiert, nämlich im Sinne eines Herausstehens in das Offene des Da. Das Konträre des Anderen zeigt sich hier besonders deutlich: als Gegend. Das Anders-Sein zeigt sich beim leblosen Zuhandenen in der Beschränktheit auf den Modus des Seienden, dem jede Offenheit und Freiheit fehlt. Die entsprechende Antwort des Menschen auf die Gegend ist das Schonen. Im Schonen kommt der Anspruch des Ortes zur Sprache, kann Seiendes in der Lichtung des Menschen anwesen.

In der Begegnung mit *lebendem* Seienden *ist* der Mensch als offene und freie Existenz wesensmäßig anders als Pflanzen oder Tiere. Diese *sind* zwar im biologischen Sinne gleich wie der Mensch, in dem sie leben,

---

43 Ein Überblick über Konzepte zu Verstehen und Verständigung im Lichte interkultureller Philosophie findet sich bei Schmied-Kowarzik 2002
44 Die Unmöglichkeit des Verstehens auf ontischer Ebene kann den Menschen die
   Kunst des Nichtverstehens lernen (siehe dazu Kogge 2002)

aber sie sind nicht als freier Austrag ihrer Seinsmöglichkeiten. Das Animalische ist somit das instinkthafte, unfreie Reagieren auf Reize, das Tier denkt anders weil es nicht offen und frei denkt. Zur Um-Welt des Menschen gehören neben dem Zuhandenen die Pflanzen und Tiere, der Mensch ist *um* ihrer Willen da, damit er sie in seiner Welt anwesen lassen kann. Das Anders-Sein von Mensch und Tier wird also bestimmt durch Existenz, wir sprechen nun von einem existenzialen und existenziellen Anders-Sein der Um-willen-Welt.

Anders schließlich begegnen wir Seiendem als Mitmensch, der sich durch sein je eigenes existenzielles Anders-Sein auszeichnet, existenzial gründet das Sein des Anderen aber auf dem gleichen (Ab)grund. Wie bereits erwähnt, beruht dieses Anders-Sein nicht auf reiner Exteriorität, ich nehme den Anderen nicht nur durch meine Sinnesorgane als anderen physikalischen Körper wahr, auch begegne ich ihm nicht als jemandem, der mir außerhalb meines Ichs als Nicht-Ich gegenübersteht. Ich begegne dem Anderen je schon als wesensgleiche Existenz. Diese Proximität beginnt nicht erst mit der Geburt, etwa beim Stillen, sondern bereits im Mutterleib, seit Beginn meiner Existenz ist der Andere als Mitmensch mit mir und wir teilen je schon die gleiche Um-Welt. Auch die Geworfenheit beginnt nicht erst mit dem Geburtsakt.
Dennoch ist das Anders-Sein keine Existenzialie wie das Mitsein, vielmehr ist das Anders-Sein ein möglicher existenzieller Austrag des existenzialen Mitseins. Je mehr ich vom Mitsein in Anspruch genommen werde, desto mehr bin ich auch ein Anderer. Je kleiner die Distanz zu Mitmenschen desto größer wird die Differenz als Anders-Sein. Daher nähern wir uns umso mehr dem Anderen von dem wir uns abgrenzen wollen, und umgekehrt entfernen wir uns existenziell radikal vom Anderen wenn wir ihn durch vollständiges Verstehen vereinnahmen wollen.

Somit bedeutet Füreinander-Dasein durch jemanden ins Sein eingelassen sein, im Alltag erscheint uns oft das Verhältnis anderer zu uns vertrauter als unser Selbstverhältnis. Ich bin immer schon der vom Anderen verstandene, der Eingelassene. Durch existenziale Sorge sind wir wesenhaft mit dem Anderen verbunden, auf unser eigenes Dasein hingegen verweist zum Beispiel die Existenzangst, in der sich das Dasein um sein So-Sein sorgt. Die scheinbar größere Nähe zum Anderen als zum eigenen Dasein begründet das Phänomen des

Begehrens des Anderen[45], eine besondere Weise der Offenständigkeit des Menschen. Ontologisch können wir uns im eigentlichen Seinsaustrag nicht von unserem eigenen Dasein entfernen, sondern verstehen aus dem Seinsaustrag im Mitsein den Modus des Anders-Seins. Der Andere ist also nicht als radikale Alterität jenseits des Selbst[46], sondern existenziell Erscheinungsstätte für unser Dasein.

Das Anders-Sein qua Anderer-Sein als Austrag existenzialen Mitseins wird uns im nächsten Abschnitt noch weiter beschäftigen. An dieser Stelle wollen wir nur noch einen wichtigen Aspekt des Anspruchs des Anderen in unserer Analyse des Seinsmodus des Anderen nicht unerwähnt lassen. Wenn wir nämlich die Frage nach dem Anders-Sein existenzial verstehen, dann *ist* nur das Nicht-Sein anders. Im Vorlaufen zum Tode begegnen wir seit Beginn unserer Existenz dem Anders-Sein als Ende unseres So-Seins. In der Gestimmtheit der Angst fürchtet sich das Dasein um sich selbst, genauer betrachtet fürchtet sich das Dasein davor nicht mehr zu existieren, seinsmäßig anders zu sein, nämlich nicht mehr da zu sein. Doch was ist das Nichts Anderes als der Abgrund der Sein gibt? Es ist eben Nichts Anderes. Im abgründigen Grund der sich selbst entzieht und gleichzeitig als Ereignis Mensch und Welt begründet, gibt es kein Anders-Sein, weil dieser Grund das Anders-Sein erst gibt. Wir sind nun zum Grund des Anders-Seins gelangt, von hier spricht uns das Andere an, hier gründet die Gleichzeitigkeit von Anspruch und Entsprechen.
Das Andere *ist* anspruchsvoll. Das anspruchsvolle Andere begleitet den Menschen wesensmäßig. Gleichzeitig entspricht der Mensch dem Anderen.

2.1.3. Der Andere

Wir wollen nun den konkreten Anderen im existenzialen Mitsein[47] und in der alltäglichen Begegnung mit Mitmenschen fokussieren. Mitsein ist je schon als Miteinander-sein, genauer als Mit-ein-Anderer-Sein beziehungsweise als Mit-ein-anders-Sein zu verstehen. Ich bin aber nicht

---

45 Dussel 1989, S. 63
46 ebda. S. 57
47 Mit-Sein als Existenzial verstehen wir wie in der Fundamentalontologie Martin Heideggers ausgeführt (Heidegger 1993)

irgendein Anderer, außer im Modus des Man[48], sondern immer schon Der leibhaftige Andere in meiner Soheit, im einzigartigen Austrag meiner Seinsmöglichkeiten. So bin ich Mit-Der-Andere, genau wie der Mitmensch, der mich anspricht. Für unser Mit-Der-Andere-Sein gibt es kein Singular, auch der Mitmensch gründet seine wirkliche Beziehung zu mir auf dem Mit-Der-Andere-Sein, das Mit verweist auf das Unser Mit-Der-Andere-Sein. Wir sind je schon der Andere, wir sind je schon gleichzeitig angesprochen und ansprechend. Daher lässt sich der Andere weder isoliert von einem Selbst aus verstehen, noch lässt sich der Andere rein vom Anderen her denken.

Der Mensch ist es sich schuldig, diesem doppelten Anspruch seinsmäßig zu entsprechen, also nicht nur gemäß der Vorgaben der Allgemeinheit. Das Man-selbst hat nämlich die Tendenz, zunächst Unterschiede zu konstruieren, um sie dann nach ihren eigenen Regeln zu nivellieren. Die Konstrukte des Man brauchen Grenzen und Strukturen, die fassbar und nicht zu anspruchsvoll sind, damit sie von Jeder-Man verstanden werden. Interessanterweise findet sich in Analysen des Anderen zumeist ein Versuch, das Andere und den Anderen in seiner Alterität zu negieren. Entweder in der Position des Relativismus und Skeptizismus, der den Anderen als völlig unverständlich erscheinen lässt, oder im Versuch den Anderen genau so zu verstehen, wie er sich selbst versteht. Beide Versuche lassen das Mit-Der-Andere-Sein verborgen und finden den Anderen nicht ansprechend. An diesem Punkt wird der Andere zum Fremden, wenn wir das Verstehen nicht im ursprünglichen Sinne als ein Sich-Verstehen auf etwas, als ein Vermögen denken. Und zwar vermag der Mensch je schon selbst zu sein, er versteht sich von seinem Wesen her auf sein Dasein. Der Mensch versteht sich selbst als immer schon Der Andere, und zwar nicht als selbstfremder Sich-Der-Andere, sondern als Mit-Der-Andere. Der Mensch kann den Anderen nicht nicht verstehen, weil er je schon Der Andere ist.

Im ontischen Austrag der Seinsmöglichkeiten bleibt das wesenhafte Verstehen des Anderen zunächst verborgen, in alltäglichen Beziehungen sind wir manchmal aus pragmatischen, organisatorischen oder strukturellen Gründen Man-Selbst und verstehen den Anderen überhaupt

---

48 Eine ausführliche sozialontologische Begriffsklärung des Anderen im Kontext von Soziëtat und Kultur als Allgemeinheit bietet die Philosophie des Existenzialismus (siehe zum Beispiel Sartre)

nicht. Zu sehr drängen sich lautstark die Rituale und Regeln des Man qua Kultur auf, der Andere kann zum Objekt operationalisiert werden, man versteht den Anderen nur dann annähernd, wenn er den gleichen Ritualen verfällt. Je eigentlicher wir allerdings unsere Beziehungen zum Anderen im Alltag gestalten, desto mehr stimmt uns der Andere anders, je mehr wir uns auf den Anderen einlassen desto besorgter und sorgender werden wir für den Anderen. Mit-Der-Andere-Sein verstehen wir dann als Für-Den-Anderen-Sein.

Wenn unsere Beziehung zum Anderen aber durch die Sorge gestimmt ist, so sorgen wir uns um das So-sein des Anderen, um sein Anders-Sein. Im Gegensatz zum differenzierenden Weltbezug geht der Mensch in der Gestimmtheit der Sorge im jeweiligen Anders-Sein des Anderen auf, und zwar nicht indem er sich auflöst, sondern indem er erst durch den Anderen in die Lichtung unserer Welt hin-aufgeht, hinaussteht. Der Mensch existiert nur mit dem Anderen. Jede Bemühung den Anderen vielleicht rational zu verstehen ist ein Schrei des Man nach Einebnung des Anders-Seins, der Andere ist eigentlich immer außerhalb des Man, das stets versucht den Anderen indifferenzierend zu assimilieren. Verstehen-müssen wird hier zum Versuch einer Aneignung des Anderen und somit zur Gefährdung zunächst unserer eigenen Existenz und erst wenn unser Existieren eingeengt ist, vermögen wir das Ausstehen des Anderen zu verstellen.

Im offenen Anwesen lassen wir uns von etwas ansprechen, das sich zu verstehen *gibt*. Das Verstehen ist nicht mein Vermögen, das Verständnis ist nicht durch mich ermöglicht, sondern ich selbst werde durchstimmt vom Anderen. Mein Verstehen ist je schon gestimmt.

Je mehr der Mensch den Anderen verstehen möchte desto weniger versteht er das Anders-Sein, desto weniger versteht er sich auf sein eigenes Anders-Sein. Umgekehrt zeigt sich im Unverständlichen der Andere als das radikal andere Wesen, als das Göttliche. In der spirituellen Beziehung spricht uns der wesenhaft Andere als ein nicht Seiender in unserer Welt an und weist uns hin auf unser Sein zum fundamental Anderen, auf unser Sein zum Tode. Unser Selbst-Sein als Sein für den Anderen entspricht dem Eingespannt-Sein in die drei Zeitdimensionen, ich war ein wesenhaft Anderer und werde ein wesenhaft Anderer sein, nämlich ein nicht Seiender. Im Sein zum Tode nimmt der Mensch seine Seinsmöglichkeit als Für-Ein-Anderer-Sein wahr.

2.1.4. Die Andere

Die bisherige Einführung in die Grammatik des Anderen hat uns viele sprachliche Schwierigkeiten aufgezeigt, insbesondere weil der Genetiv *des* Anderen den Nominativ als Der oder Das Andere unklar lässt. In unserer Analyse des Anders-Seins hat dieser (Zusammen)Fall der Genetive nicht gestört, in den Betrachtungen des Anderen befand sich der Andere in seinem Seinsmodus im Blickfeld, nun aber soll der maskuline Andere und die feminine Andere zur Sprache kommen.

Wir haben gesehen, dass das Geschlecht des Menschen als Teil seiner Leiblichkeit das eigentliche Für-Ein-Anderer nicht konstituiert; allerdings eröffnet sich auch die Möglichkeit, das Miteinander von Frau und Mann als radikalste Differenz in alltäglichen Beziehungen zu verstehen. Wenn wir versucht haben den Anderen zunächst vom Anderen her zu denken, so müssen wir nun auch das Für-Eine-Andere-Sein oder genauer das Für-Die-Andere-Sein bedenken. Weiters haben wir fest gestellt dass traditionelle Konzepte von Identität und Differenz, die einen essenzialistischen Identitätsbegriff transportieren phänomenologisch nicht haltbar sind[49].

Das Leiblich-Sein bestimmt existenzial den Austrag unserer Seinsmöglichkeiten und das Gestimmtsein unseres Weltverhältnisses. Das Geschlecht gehört zur Geworfenheit des Menschen, genau wie seine Um-Welt oder etwa das jeweilige Man, in das er verfallen kann. Es ist uns gegeben, unter anderem Frau und Mann zu sein und unser Dasein ruft uns dazu auf auch diese Gabe anzunehmen, wie alle anderen unserer Seinsmöglichkeiten. Der offene Austrag dieser Möglichkeiten kann im Verfallen in das Man eingeengt werden, und zwar durch differenzierende Konstrukte, die beliebige Merkmale für Gleichheit und Andersheit festsetzen. Äußere Eigenschaften des Leibes, der zum physikalischen Körper reduziert wird, bestimmte Verhaltensweisen oder Denkweisen werden genau definierten Gruppen zugeordnet, nämlich des eigenen Man und des Anderen. Entsprechend der Zugehörigkeit zu einer Gruppe sind nun typische Rituale vorgesehen um die Gesetzmäßigkeit der eigenen Gruppe zu konservieren und zu perpetuieren. Wichtig ist

---

49 Poststrukturalistische Konzepte zum alltäglichen Austrag von Geschlechtlichkeit hinterfragen zu recht traditionelle Identitätsmerkmale wie Stabilität, Kohärenz und Geschlossenheit, um auf den fiktiven Charakter der Konstrukte von weiblicher oder männlicher Identität hinzuweisen (Butler 1999)

dem Man-Selbst, dem Menschen die vermeintliche Last der Andersheit aber auch der Eigentlichkeit abzunehmen, was ihm nur gelingt wenn er sowohl die Andersheit als auch die Eigentlichkeit negiert, nachdem es beide überbetont hat, um die spezifischen Rituale nach außen und innen rechtfertigen zu können. Unzählige Merkmale können Menschen anders erscheinen lassen, abhängig vom geographischen Ort und der historischen Epoche variieren diese Eigenschaften, aber das Geschlecht war neben der Hautfarbe das konstanteste Kriterium, die Andersheit von Menschen zu bestimmen.

Ist einmal die Einteilung erfolgt, konstruiert nun das Man die spezifischen Rollenzuschreibungen für Mann und Frau und legitimiert in weiterer Folge damit Herrschaftsstrukturen, denen man verfällt weil sie entlastend erscheinen. Doch zunächst versteht sich der Mensch am besten auf sein eigentliches Sein, das er ja je schon *ist*, das Eigentlich-Sein und Anders-Sein ist keine Last, sondern unsere Seinsmöglichkeit. Für-Den-Anderen-Sein ist wesensmäßig Für-Die-Andere-Sein, wenn das Geschlecht des Mitmenschen nicht differenzierend-typisierend verstanden ist, sondern als Erschließen der Welt durch eine andere, nämlich je eigene Leiblichkeit, die mich als Frau oder Mann auszeichnet.

2.1.5. Das Andere

Wir haben bereits gesehen, dass das Andere als solches als Andersheit qua äußere Eigenschaft oder Kategorie verstanden werden kann, oder phänomengerecht als Anders-Sein in seinem jeweiligen Seinsmodus sprechen gelassen werden kann. In diesem Zusammenhang zeigte sich das konkret Andere als unsere Um-Welt, in der wir uns schonend um lebloses Seiendes, Tiere und Pflanzen sorgen. Wenn man möchte kann man die Um-Welt unter dem Begriff Natur zusammenfassen, solange Natur weder biologistisch, evolutionistisch noch dialektisch als Gegensatz zu Kultur definiert wird. Die Erwähnten Definitionen stammen aus verschiedenen Spezialwissenschaften und erfüllen dort wichtige Funktionen. Wir müssen uns nur gewahr sein, dass uns hier wiederum Konstrukte es Man ansprechen, uns also im eigentlichen Austrag unserer Seinsmöglichkeiten nicht unterstützen, sondern im Gegenteil unser offenes Weltverhältnis einzuengen vermögen. Alles-außer-Menschen, und zwar Alles-gegen-den-Menschen wäre hier Natur, die sich der Mensch aneignen muss, um ihr die Andersheit zu nehmen, um ihr die unkultivierte Wildheit zu nehmen. Angst vor den Kräften der Natur ist immer Angst vor der unberechenbaren Andersheit des Anderen, vor der ich mich nur in meiner schützenden Kultur verbergen kann. Eindrucksvoll wird hier das Andere als das Bedrohliche, das zu Vermeidende, das zu Bekämpfende konstruiert.

Natürlich gilt dann dieses Konzept auch für den Menschen, der plötzlich in sich selbst das Andere vorzufinden wähnt, sozusagen die Natur als Fremdkörper im Menschen, eine zu beherrschende Natur. Wiederum verweisen wir auf Spezialwissenschaften, die dieses Weltbild brauchen und von denen jeder Mensch in seinem Aufenthalt im Man Entlastung erfahren kann. Problematisch wird dieses dualistische, klassifizierende und normative Weltbild erst, wenn es nicht mehr im spezifischen Kontext eingelassen ist, sondern für alle innerweltlichen Phänomene in Anspruch genommen wird. Hier beginnt die Kolonialisierung des Anderen durch das Man.

Eine zweite Möglichkeit der Unterwerfung des Anderen zur Konservierung des Eigenen besteht darin, alles bislang Unbekannte als das Andere zu definieren. Bekannt heißt hier durch Wissen beherrschbar und verstehbar, Wissen heißt hier durch das Man vermittelt erfahren. Weder die ursprüngliche Erfahrung des Anders-Seins des Anderen, noch das Kennen als Vertraut-Sein-Mit oder als Vertrauen-Auf kann so angesprochen sein. Im Gegenteil erweckt das Andere als Unbekanntes großes Misstrauen, weil es zunächst nicht operationalisierbar ist. Das Andere ist somit das Unheimliche schlechthin, weil es aus dem Eigenen ausgeschlossen ist, weil das Eigene hier nicht heimisch ist. Im Unheimlichen wird plötzlich das Eigene utopisch. Besser als Theorien über *den* Anderen oder *die* Andere eignet sich *das* Andere zur Funktionsalisierung, weil in ihm alles Unheimliche zugeschrieben werden kann, der Andere oder die Andere hingegen sind in der alltäglichen Begegnung immer konkrete Andere. Allerdings können diese Anderen auch unheimlich werden, wenn sie zu den allgemein Unbekannten reduziert werden.

2.1.6. Die Anderen

Zu den Seinsmöglichkeiten im Rahmen der wesensmäßigen Freiheit des Menschen gehört immer die eigene Einengung der Möglichkeiten, indem das immer schon begrenzte Spektrum der Möglichkeiten durch den frei gewählten Seinsvollzug als Man-Selbst weiter eingegrenzt wird. Das

Man-Sein ist ein Existenzial[50] das wesensmäßig dem Menschen zukommt, das Anwesen als Man kann weder mit dem Selbst-Sein verglichen noch in irgend einer Weise bewertet werden. Im uneigentlichen Seinsaustrag existieren wir als Man-Selbst, nicht gemäß unseren Seinsmöglichkeiten sondern den Regeln der Allgemeinheit folgend, die in ihrem Konstrukt von Kultur etwa Rituale, Traditionen, spezifische Bedürfnisse, Erziehung, Kunst oder Wissenschaftstheorie vorgibt.

Eine seinsmäßige Existenz als Man kann trotz der erwähnten Einengung der Möglichkeiten sogar eigentlicher sein, als ein grenzenlos offenes Selbst-Sein. Der Mensch ist immer schon für bestimmte Phänomene offen und gleichzeitig für andere Phänomene verschlossen. Das Man-Sein entlastet das Selbst-Sein, indem es den Seinsaustrag auf wenige Möglichkeiten fokussiert und eine Orientierung in der Lichtung das Da an diesem Brennpunkt ermöglicht. Durch diese signifikante Entlastung der Existenz wird der Mensch wieder offen für seine Grenzen und für sein Selbst-Sein.

Zunächst west der Mensch allerdings immer *selbst* an. Nicht erst nach dem Säuglingsalter beginnt dann irgendwann das eigentliche Selbst-Sein, wie man vielleicht vermuten könnte wenn man sich einen vermeintlich hilflosen Säugling oder gar Foetus vorstellt. Der Mensch ist von Beginn des Daseins ein freies und offen vernehmendes Wesen, auch wenn das Gehirn oder die Sinnesorgane noch nicht so funktionieren wie bei einer gewissen Normpopulation. Natürlich beginnt das Für-Ein-Anderer-Sein auch im Mutterleib, natürlich beginnen mitmenschliche Beziehungen bereits im Mutterleib, und natürlich gehört das Verfallen in den Seinsmodus des Man auch im Mutterleib zu den Seinsmöglichkeiten des Menschen. Doch da der Mensch nicht gleichzeitig Selbst und Man sein kann, erfolgt das Verfallen immer sekundär. Die konkreten Anderen nimmt der Mensch seit Beginn seines Daseins wahr, die Anderen werden nur dann zur unbestimmten und unheimlichen Allgemeinheit qua Man, wenn der Mensch selbst die Welt als Man erschließt. Die Anderen werden so zu einer Gruppe außerhalb der eigenen Gruppe, die sich dagegen wehrt anders zu sein. Die eigene Gruppe als Man ist dagegen, anders zu sein, aus dem Für-Den-Anderen-Sein wird ein Gegen-Den-Anderen-Sein, genauer: Gegend-Der-Andere-Sein. Das eigene Man ist *gegend*, verbal verstanden. Das

---

50 In der Fundamentalontologie Martin Heideggers ist das Man-Selbst als Existenzial völlig gleichwertig dem Selbst-Sein gedacht (Heidegger 1993)

Weltverhältnis des gegenden Man ist die *Gegnung*, ein privativer Modus der Begegnung.

Wesensmäßig existiert der Mensch je schon als Mitmensch, die Grammatik des Anderen hat uns vom Miteinander-Sein über das Für-einander-Sein nun zum existenzialen Für-Die-Anderen-Sein gewiesen. Sogar das Für-Das-Man-Sein als Austrag des Selbst-Seins muss bedacht werden, wenn umgekehrt bereits das Für-Das-Selbst-Sein des Man erwähnt wurde. Als Modus der Offenheit des Menschen ist die mitmenschliche Beziehung zu den Anderen je schon gestimmt. In der gelassenen Gestimmtheit vermag der Mensch die Anderen in ihrem Anders-Sein anwesen zu lassen, aber nur wenn er gelassen wird. In der Gelassenheit zeigt sich je schon das Gelassen-Sein von etwas, in alltäglichen Beziehungen zeigt sich das Gelassen-Sein von jemandem, nämlich von den Anderen. Zunächst lassen uns die Anderen sein, bevor wir die Anderen gelassen so sein lassen können wie sie sind. Wenn wir die Gleichzeitigkeit von Anspruch und Entsprechen allerdings bedenken, dann ist der Mensch eigentlich ein *gelassendes* Wesen.

Ohne die Anderen gibt es keine Gelassenheit. Ohne Gelassenheit wiederum kann der Mensch nicht seinen Möglichkeiten entsprechend Für-Die-Anderen-Sein, sondern überlässt es zumeist dem Man, die Begegnung mit den Anderen zu gegnen.

2.1.7. Der anders gestimmte Andere

Wo wir dem Anderen nicht gelassen entsprechen, dort endet das Andere in seinem Anders-Sein. Das Anders-Sein wird zur Andersheit, das als Gegensatz zur Eigenheit gesetzt wird. Das Andere wird zum Fremden und Fremdheit wird zu einer Eigenschaft, die das Andere operationalisierbar macht. In der Begegnung mit Fremdheit wird das Weltverhältnis je nach Vorgabe des Man negativ oder positiv gestimmt. Sobald das Anders-Sein anders gestimmt ist als gelassen, endet der eigentliche Seinsvollzug und es beginnt das Man-Sein mit dem Anspruch der Anonymität, des Geredes, des Gerüchtes und des Vorurteiles. Wiederum sei auf die Bedeutung dieses Existenziales hingewiesen: der Feldforscher etwa sucht ausgesprochen nach Fremdem um dessen Andersheit positiv erfassen und dokumentieren zu können. Aber der Forscher muss sich gewissen Regeln unterwerfen, um das Fremde zu schonen, zudem er selbst als Fremder anwest. Das Fremde wird im Feld also gleich behandelt wie die Umwelt, nämlich schonend. Das Fremde ist immer Objekt, gleich ob es lebloses Seiendes, Pflanze, Tier oder

Mensch ist. Und die Gestimmtheit in der ich Fremdem begegne ist immer uneigentlich positiv oder negativ. Haben wir die positive Neugierde des Forschers erwähnt, so müssen wir auch den negativen Hass des Rassisten bedenken. Bereits wiederholt haben wir auf die Tendenz des Man hingewiesen, andere Menschen nach äußeren Merkmalen in konstruierte Gruppen einzuteilen, um sie besser in ihrer Andersheit negieren zu können und sie in ihre Eigenheit einzuverleiben.

Wir haben aber auch wiederholt auf die Freiheit des Menschen verwiesen, die es ihm ermöglicht im Man-Sein offener für das eigentliche Selbst-sein zu werden. Ein Mensch dessen Seinsvollzug auf die Negation des Anderen eingeengt ist, bleibt sich vieles schuldig und seine Welt wird immer enger. Morbus Rassismus ist eine privative Form des gesunden Austrages der Seinsmöglichkeiten, in der das Für-Den-Anderen-Sein und Selbst-Ein-Anderer-Sein verborgen bleibt. Umgekehrt leidet der narzisstisch Erkrankte an seiner eigenen Fremdheit die er bekämpfen möchte. In der Eigenheit wird die Fremdheit als Objekt ausgeschlossen, das Selbst wird zum Objekt der selbstverliebten Anschauung. Im Alltag begegnen wir diesen Menschen als krankhaft gestimmt.

Gelassene Gestimmtheit bedeutet nicht Gleichgültigkeit oder Gefühllosigkeit. In Gelassenheit spricht sich uns das zu Liebende zu, wenn wir in unserem So-Sein anwesen dürfen. Das zu Vermeidende ist jener Offenständigkeitsbereich von Welt, in welchem unsere Seinsmöglichkeiten nicht sein gelassen werden. Umgekehrt sind wir Erscheinungsstätte für die Anderen, zu denen wir immer in irgendeiner Weise gestimmt sind. Unsere Gelassenheit kann der Andere als Liebe empfinden und fehlende Gelassenheit als vermeidende Beziehung. So bedeutet Gelassenheit im eigentlichen Seinsvollzug immer gleichzeitig Anspruch und Entsprechen. Im Modus des Man kann nun das zu Liebende bestimmten Eigenschaften entsprechend als das Erstrebenswerte definiert werden und das zu Vermeidende stigmatisiert werden. Dies ist die Bedingung der Möglichkeit einer Grammatik des Fremden, die in vermeidender Gestimmtheit den Anderen in seinem Anders-Sein fürchtet.

2.1.8. Die andere Beziehung

Alltägliche Beziehungsweisen entsprechen den je eigenen Seinsmöglichkeiten und Bedürfnissen als Weisen der Offenständigkeit des Menschen. Die Beziehung zum Anderen wird in der Allgemeinheit statt des vertrauten gelassenden Für-Den-Anderen-Sein zur fremden zu meidenden Gegnung. Das Andere wird in der mitmenschlichen Beziehung so zum Gehassten, das wiederum sowohl Umwelt als auch Menschen meinen kann. Gelingt es allerdings nicht, den Anderen zu meiden, so muss der Andere in einer konsumierenden Beziehung einverleibt werden, er wird als Objekt verbraucht und vom Eigenen infiltriert, bis der hassende Mensch in einem Im-Anderen-Bei-Sich-Selbst-Sein aufgeht - bis er selbst untergeht. Zumeist wird das Aufgehen im Anderen sogar als Liebe bezeichnet, manche lieben gar nur eine Umwelt oder Menschen die fremd sind. Das Andere wird dadurch noch weiter in seinem Anders-Sein negiert als das Fremde: es wird zum anspruchslosen Exotischen.

Den Anderen zu lieben heißt im wesensmäßigen Seinsvollzug den Anderen in das je Eigene frei zu geben. Wie bereits erwähnt, sind wir zunächst selbst Freigegebene. Die Anderen geben uns als Eltern das Leben, weil es ihnen selbst gegeben ist, dies zu vermögen. Die liebende Beziehung lässt überhaupt erst den Anderen in seiner Einmaligkeit anwesen. Vom gewährenden Grund erfahren wir unser Dasein als Gabe und können selbst das Anders-Sein des Anderen liebend freigeben. Jede andere Beziehung zum Anderen negiert das Anders-Sein und gleichzeitig immer auch das Selbst-Sein.

2.1.9. Die andere Zeit

Eingespannt in die drei Dimensionen der Zeit begegnen wir dem Anderen in jedem Augenblick anders. Was noch gerade vertraut war, kann plötzlich fremd sein, was noch gestern befremdend war, kann heute als eigene Seinsmöglichkeit aufgehen. Habe ich noch vor kurzem das Anders-Sein in der Eigentlichkeit anwesen lassen, kann ich schon bald im Modus des Man alles Fremde hassen. Der Andere hat immer seine Geschichtlichkeit die ihn auszeichnet[51], im differenzierenden Weltbild hingegen kann die Geschichtlichkeit zu einem äußeren Merkmal konstruiert werden, das den Anderen als Fremden ausgrenzt und operationalisierbar macht. Ab wann etwas schon alt und somit Geschichte ist, und wie lange etwas noch neu ist, kann entweder durch die Kultur vorgegeben werden, etwa durch eine genau regulierte

---

51 Zur wichtigen Bedeutung der genauen Kenntnis der Geschichtlichkeit für interkulturelle Psychotherapie siehe Kronsteiner 2003 S. 381

Beziehung zu den Ahnen. Oder wir verstehen das Phänomen des Alten und Neuen als nicht-linearen Austrag der existenzialen Zeitlichkeit, in der beide Ausdehnungen im Gegenwärtigen wirklich anwesen.

Geglückt nennen wir das Dasein wenn ich mir entsprechend meiner Seinsmöglichkeiten stets aller drei Dimensionen gewahr bin und das Vergangene wie das Zukünftige in der Gegenwart anwesen lasse. Sobald das Vergangene als Vergangenheit verborgen bleibt, wird das Alte zum veralteten Anderen, wie auch alles Neue qua bisher Unbekannte zum Anderen externalisiert werden kann. So kann das Andere wieder vom Man ausgegrenzt und kolonialisiert werden.

Anders-Sein heißt aber immer Anders-Gewesen-Sein und Anders-Werden, kurz Anders-Gewesend-Sein.

2.1.10. Der andere Ort

Die Grammatik des Anderen beginnt und endet zugleich bei der Nichträumlichkeit der Proximität. Mitsein ist nicht erst der gemeinsame Aufenthalt an einem Ort, Dasein ist nicht nur Hier-Sein und In-der-Welt-Sein heißt je schon Vertraut-Sein mit Welt. Bereits in der Analyse des Anders-Seins hat sich die Umwelt als Um-willen-Welt gezeigt, die es zu schonen gilt. Auch der Begriff Gegend hat sich von einer unbestimmten räumlichen Beschreibung zu einem verbal verstandenen Erschließen der gemeinsamen Welt mit den Anderen gewandelt. Und wenn wir die wesenhafte Beziehung zum Anderen Proximität nennen wollen, dann nur im relationalen und nicht im geographischen Sinn[52]. Was aber ist dann der Ort? Der Ort versammelt das Andere, der Ort verstattet der Um-Welt und den Menschen eine Stätte, woraus ein Raum eingeräumt wird[53]. Räume empfangen somit ihr Wesen aus dem Ort als Versammlung des Anderen. Wo ich das Andere in seinem Anders-Sein gelassend gestimmt anwesen lasse, dort ist meine Heimat.

Das Für-Die-Versammlung-Des-Anderen-Sein gründet wie wir gesehen haben in den Existenzialien. Zunächst als offenes Selbst-Sein, dann als Man-Sein, als Sein-zum-Tode, als Gestimmt-Sein und als sich zeitigendes Wesen begegnen wir dem Anderen. Ist der Austrag auch nur einer existenzialen Seinsmöglichkeit eingeengt, wird der Ort unheimlich.

---

52 Zur Bedeutung des Raumwechsels für eine interkulturelle Psychotherapie siehe Reichmayr 2003a S. 163 und Kronsteiner 2003 S. 380ff

53 siehe dazu Heidegger 2004

Natürlich gehört zum Ort *auch* die jeweilige Geographie, die je meinige Geschichtlichkeit, aus der die Rituale und die Sprachlichkeit des Man entstehen. Die Versammlung der erwähnten Phänomene wollen wir Kultur nennen. So lange wir uns gewahr sind, dass Kultur ein Sammelbegriff für jene Phänomene ist, die den alltäglichen Austrag meiner Seinsmöglichkeiten mitstimmen aber nicht bestimmen, kann der Kulturbegriff nur grenzen-los verwendet werden. Denn an der Grenze beginnt das Wesen von etwas, das in seine Grenzen eingelassene wird versammelt durch den Ort. In der Kultur beginnt aber nicht das Wesen von etwas, Kultur *hat* keine Grenzen und schon gar nicht *ist* sie eine Grenze, weil Kultur selbst im menschlichen Wesen gründet[54]. Somit erscheinen Begriffe wie Kulturkreis, Kulturkampf oder Enkulturation obsolet, da sie künstliche Grenzen um einen Begriff konstruieren.

Wenn ich nun an einen anderen Ort gehe, begegnet mir eine andere Versammlung des Anderen, die mich anspricht. Das Anders-Sein ist je schon ein Woanders-Sein, das Phänomen des woanders verweist ursprünglich auf einen migratorischen Seinsaustrag. Im Für-Das-Andere-Sein vermag ich entsprechend das Andere in seinem Anders-Sein ankommen zu lassen. Dann ist auch der andere Ort meine Heimat. Migration wird dann zum Problem, wenn der Mensch seine eigene Kultur be-grenzt versteht, und zwar durch ein begrenzendes und gegnendes Man.

2.2. Der Übergang

Wenn wir die Einführung in die Grammatik des Anderen ernst nehmen, so fällt auf dass das Verständnis vom primären Verfallen des Daseins in das Man-selbst und einem konsekutiv anzustrebenden Austragen der existenziellen Schuld zum eigentlichen Selbst-Sein umgedreht wurde. Nicht das Selbst-Sein ist das Schwierigste, das ohne ausreichende Anstrengung vielleicht niemals erreicht werden kann. Nicht das Man ist der einfachste Modus des Austrages der Seinsmöglichkeiten. Und schon gar nicht denken wir das Man als eine zu vermeidende Last oder Gefahr. Denn der Mensch versteht sich am Beginn seines Daseins alleine auf sein eigenes Existieren, das uneigentliche Dasein muss der Mensch erst lernen. Nichts ist einfacher als Selbst-Sein. Wir haben erwähnt dass sich im Mit-Der-Andere-Sein die Lichtungen unserer Welt immer   schon überschneiden, wir erschließen Welt immer für den Anderen mit und

---

54 Zum Ort von Kultur in der interkulturellen Philosophie siehe Bhabha 2004

umgekehrt. Ebenfalls haben wir darauf verwiesen dass wir uns immer gleichzeitig einem Phänomen öffnen und einem anderen verschließen. Folglich können wir nie gleichzeitig für alle Mitmenschen die Welt miterschließen, wir müssen einen Teil des Mit-Austrages der Allgemeinheit übertragen.

Eben weil wir wissen worin unsere je eigensten Seinsmöglichkeiten liegen können wir einerseits als freie Wesen die jeweils wesentlichen Phänomene anwesen lassen und eigentlich entsprechen, und andererseits anderen Phänomenen uneigentlich zu entsprechen. Primär erschließe ich als freies Wesen meinen eigenen Möglichkeiten entsprechend unsere Welt, um sekundär im Seinsmodus des Man eine Entlastung von alltäglichen Phänomenen die mich nicht wesensmäßig ansprechen zu finden. Ich bin mir diese Entlastung schuldig, wie ich mir die Leichtigkeit des gelassenen Selbst-Seins schuldig bin. Weder ist der Alltag eine Last, noch die Anderen und schon gar nicht mein Dasein, weil ich mich je schon auf den Austrag der angesprochenen Existenzialien Man-Sein, Mit-Sein und In-der-Welt-Sein verstehe. Es gibt aber Phänomene, denen ich wegen der Beschränktheit meiner Seinsmöglichkeiten nicht seinsmäßig entsprechen kann. So wie der Mensch auf ontischer Ebene nicht alles verstehen kann, kann er nicht alles können. Hier greift er in Gelassenheit auf das Man zurück und übertrage der Allgemeinheit das existenzielle Entsprechen auf diese Phänomene, denen ich selbst nur privativ entsprechen kann.

Dieser Übertrag ist der Beginn von Kultur. Als freies Wesen kann ich mich jederzeit für den *Übertrag* des seinsmäßigen Entsprechens an die Anderen entscheiden, da es gewiss zu den Seinsmöglichkeiten eines anderen Mitmenschen gehört diesem Phänomen seinsgemäß zu entsprechen. Ich kann dies persönlich einem Anderen übertragen oder der Allgemeinheit. Wir sprechen nicht von einer Übertragung wie von einem Hinübertragen einer Last, sondern von einem Übertrag wie das Übertragen eines Kindes. Wenn die Zeit da ist, gibt das Sein das Seiende frei. Im Übertrag gebe ich das Phänomen frei, damit es beim Anderen ankommen kann. Im Übertragen übergehen wir das seinsmäßige Entsprechen, das demnach übergangen wird. Das Übergangene markiert den Übergang des Selbst-Seins zum Man-Sein. Im *Übergang* begegnen wir immer dem Zukünftigen.
In einer gelassenen Grundhaltung beunruhigt mich der Übergang nicht, da ich nur gelassen sein kann, wenn ich das Spektrum meiner

Seinsmöglichkeiten genau kenne und nur dann mich frei für das Man entscheiden kann. Wenn ich mir aber unsicher bin, welchen Phänomenen ich seinsmäßig entsprechen kann, dann beängstigt mich das Zukünftige. Dann erschließe ich meine Welt angstvoll und brauche weitergegebene Vorschriften wie ich dem Übergang und dem Übergangenen begegnen kann. Das Weitergegebene sind Traditionen, die traditionelle Begegnung ist in Ritualen organisiert und Rituale zeichnen jede Kultur in ihrer Einzigartigkeit aus.

Wir kennen eine Vielfalt von Übergangsriten, die jeweils das Anders-Sein als Anders-Werden bestimmen können. Der Mensch wird älter und bekommt entsprechend aus der Allgemeinheit eine neue Position innerhalb der Gruppe zugewiesen. Diese Position bestimmt den Zugang zu struktureller Macht und reguliert so die Herrschaftsverhältnisse innerhalb der Gesellschaft. Politische Funktionen, berufliche Aufgaben und gesellschaftliche Verpflichtungen können erst nach bestimmten Übergangsritualen wahrgenommen werden. Doch nicht nur innerhalb einer (willkürlich) definierten Gruppe, die sich Gesellschaft, Nation, Kultur oder irgendwie beliebig nennen kann, sondern auch zwischen den Gruppen wird das Verhältnis durch Rituale vermittelt, sei es durch Diplomatie oder Krieg. Schließlich werden im Modus des Man alle mitmenschlichen Beziehungen durch Rituale geregelt, insbesondere wenn neue Beziehungen eröffnet werden. Profane Feiern, sakrale Weihen bis zu Opfern von (symbolischem) Kapital sollen den Übergang zu neuen Beziehungen zu lebenden, verstorbenen oder noch nicht geborenen Mitmenschen erleichtern. Der Übertrag wird dadurch leichter erträglich, genauer: überträglich.

Durch Überträglichkeit zeichnet sich das Man qua Kultur aus. Das Man teilt die Welt in einzelne Felder auf und konstruiert sie damit übersichtlich, verständlich und überträglich. Die einzelnen Felder sind im Alltag funktionalisierbar, institutionalisierbar und operationalisierbar, die Übergänge zwischen den Feldern sind ritualisierbar. Wozu schafft sich das Man eigentlich so komplexe Strukturen? Damit es sich perpetuieren und konservieren kann. Der Übergang zum Neuen wird kultiviert, damit das Andere qua das Neue nicht mehr unheimlich ist und die Menschen ängstlich stimmt. Das Man hat die Tendenz das Gleiche in seiner Gleichheit zu bewahren. Nivellierung und Konservierung sind die Mittel des Man, mit denen sie letzten Endes dem Menschen den alltäglichen Austrag seiner Seinsmöglichkeiten erleichtert. Das eigentliche Existieren ist offen für alles was sich zeigt, der Mensch entwirft sich gelassen für das Zukünftige. In diesem Entwurf erfolgt der Übergang ohne Übertrag, der Übergang zum Anders-Sein wird ohne Ritual, kurz: unkultiviert ausgetragen.

Im Alltag spricht uns die Möglichkeit des Überganges vom Selbst zum Man täglich an. In jeder aktuellen mitmenschlichen Beziehung kann der Mensch frei entscheiden, ob er seinsmäßig dem anspruchsvollen Anderen entspricht, oder ob er als Man-Selbst die Allgemeinheit entsprechen lässt. Ich kann mich in jedem Augenblick für oder gegen meine eigene Kultur entscheiden.

Nicht zu verwechseln ist Kultur mit Geworfenheit. Ich kann mich nicht gegen meine Geschichtlichkeit entscheiden, zu der die Geschichte meiner Vorfahren und mein Entwurf auf das Zukünftige gehört. Ich kann mich nicht gegen meine je eigenen Seinsmöglichkeiten entscheiden, die durch mein Leiblich-Sein, meine Um-Welt und unser Mit-der-Andere-Sein anwesen können. Ich kann mich schließlich nicht gegen meine Grundbedürfnisse entscheiden. Ich kann mich aber frei für den entsprechenden Austrag meiner Geworfenheit entscheiden, entsprechend heißt hier eigentlich oder uneigentlich.

Gegen die Nahrungsaufnahme als solche werde ich mich nur begrenzt wehren können, aber ich werde mir meinen Möglichkeiten gemäß die Art der Mahlzeit und der Nahrungsaufnahme aussuchen. Ebenso werde ich mich nicht der Begegnung mit dem Anderen verschließen können, die konkrete Beziehung werde ich aber entweder selbst oder als Man-selbst gestalten. Der Mensch ist der Kultur nicht ausgeliefert. Jeder Kulturbegriff, der unterwirft statt zu befreien und Grenzen schafft statt das Mit-Der-Andere-Sein zu erleichtern, manipuliert das ursprüngliche Phänomen des Anders-Seins.

Denn wir werden bald entdecken, dass es eigentlich keine genaue Grenze gibt, wo der Übergang beginnt und wo er aufhört. Wir haben gesehen, dass der Andere in seinem Anders-Sein immer mehr nivelliert wird je mehr wir ihn verstehen möchten, je näher wir ihm kommen. Andererseits wird das Mit-Der-Andere-Sein umso seinsmäßiger verstanden, je größer die Distanz zum Anderen wird. In ähnlicher Weise verschwindet die Grenze vom Selbst zum Man, wenn wir die wirkliche mitmenschliche Begegnung im Alltag erfahren. Außer man möchte jeden einzelnen Augenblick der Beziehung, also jedes Wort, jede Gebärde auf dessen Eigentlichkeit oder Uneigentlichkeit prüfen, was nicht möglich sein wird. Denn die mitmenschliche Beziehung ist nicht analysierbar wie etwa eine Gesteinsprobe, sie ist erfahrbar in der jeweiligen Begegnung.

Je weiter wir uns davon entfernen, je mehr Modelle wir über zwischenmenschliche Inter-Aktionen erstellen, desto mehr Grenzen werden wir finden, die wir selbst geschaffen haben.

Bisher erfolgte die Darstellung der gesunden Begegnung mit dem Anderen in eigentlicher und uneigentlicher Weise. Vorausgesetzt war die Annahme der je eigenen Seinsmöglichkeiten und ihrer Grenzen, eine gelassene Grundhaltung für alles was sich von sich selbst her zeigt und eine offene Existenz in die Lichtung der Welt. Solch ein freies Dasein kann sich in jedem Augenblick für das Selbst oder das Man entscheiden. Anders trägt allerdings ein Mensch mit eingeengter oder grenzenloser Offenheit seine Seinsmöglichkeiten aus. Er wird entweder seine mitmenschlichen Beziehungen einschränken oder er wird dem Anderen ausschließlich uneigentlich begegnen. Er wird sich dem Man entweder völlig entziehen oder völlig unterwerfen. Der kranke Mitmensch kann dem Anderen nicht gelassen begegnen und braucht deshalb umso mehr den Anderen, der in Gelassenheit fürsorgend ein freies Weltverhältnis zulässt.

Der Andere begleitet uns wesensmäßig. In der therapeutischen Beziehung begleitet uns der Andere in Fürsorge, in seinem Mit-Der-Andere-Sein, der Therapeut erwartet ihn mit seinem immer schon gestimmten Verstehen.

2.3. Die Psychologie des Anderen

2.3.1. Der gute Andere

Die Frage nach dem Anderen führt von der Frage nach dem Verständnis von Differenz überhaupt zur existenzialen Bestimmung des Miet-Seins und schließlich zum weiten Spektrum der Modi des Anders-Seins. Im folgenden Schritt soll die alltägliche Gestimmtheit des Menschen und die Mit-Be-Stimmung durch das Andere beleuchtet werden. Wir haben versucht, den Fokus eines differenzierenden und kontrastierenden Verständnisses auf die existenzielle Nähe zum Anderen zu lenken. Diese Sichtweise erscheint nur dann schwierig, wenn zunächst jede Differenz bewertet wird: ist das Andere besser oder schlechter als das Nicht-Andere? Das Denken der Moderne versteht das Bewerten aus der ökonomischen Perspektive, in der Werte das Handeln des Menschen motivieren. Gute Werte sind etwas wert und sollen verfolgt werden, schlechte Werte werden gemieden und diskriminiert. Es ist sogar plötzlich eine Quantifizierung des Guten möglich geworden, das Eigene wird schlechthin um ein Mehrfaches besser eingeschätzt als das Andere. Im ökonomisierten und valuabilen Denken gewinnt das Andere nur dann an Wert, wenn das Eigene davon profitieren kann. Wir haben bereits wiederholt auf die Funktionalisierung des Anderen hingewiesen, auch bei der Frage nach dem Guten gilt das Axiom: wenn das Andere für mich einen hilfreichen Zweck erfüllen kann, wird es nicht diskriminiert. Funktionalisierte Konzepte über das Andere sind dazu konzipiert, das Eigene als erstrebenswert darzustellen, das Eigene zu bestätigen und aufzuwerten. Funktionalisierung dient immer dem Selbstzweck.

Das Andere zeigt uns alltäglich, worum es uns eigentlich geht. Es gibt den Blick auf die wesentlichen Dinge im Alltag frei. Das Wesentliche ist das Ganze. Wesentlich sind alle Dinge die sich uns zeigen, denn sie zeigen sich immer schon wesenhaft. Doch nur selten ist der Mensch offen für das Ganze. Solange der Mensch sich primär vom Eigenen her versteht, wird er sich selbst nicht verstehen können, und schon gar nicht den Anderen. Solange er glaubt, es geht ihm zunächst wesenhaft um das Eigene, wird er sich selbst das Gute sein. Denn das Gute ist das, worum es uns geht. Es geht uns immer um etwas. Und zwar bereits lange vor jeder sinnorientierter Motivation. Als menschliches Seiendes geht es unserem Dasein je um das Sein des Seienden, das wesenhaft Mitsein ist. In der Sorge erfahren wir eigentlich das, worum es uns geht. In der Sorge geht es uns um das Andere, in der Fürsorge geht es uns um die Anderen. Zunächst geht es uns folglich um den Anderen, da wir erst durch ihn uns selbst verstehen können. Das Gute ist zunächst das Andere.

Erst in der Zentrierung des Denkens auf das Eigene erscheint das Andere schlecht oder gar als böse. Das Andere muss dann geändert, also in seinem Anders-Sein beendet werden: entweder erobert, getötet, gekauft, missioniert, sozialisiert oder kultiviert. Das Andere das für sich das Eigene ist, muss ent-eignet werden, um uns in *seinem* Anders-Sein und in *unserem* Eigen-sein nicht zu bedrohen. Das Andere kann aber auch geändert werden, indem es geheilt werden soll. Die Definition des Anderen als Krankem ist eine traditionsreiche Immunisierungsstrategie, um das Eigene nicht nur als gut sondern auch als das einzig Gesunde zu konstruieren. Krankheitsdefinitionen werden dann gefährlich wenn sie bewertend werden. Die böse Krankheit ist dann Eigenschaft des bösen Kranken, der uns in seinem kranken Anders-Sein ängstigt. Diese Angst um das eigene Dasein, um das eigentliche So-Sein, ist je Todesangst und ruft den Menschen zum seinsgemäßen In-der-Welt-Sein auf. Diese Angst vor dem Krank-Sein darf nicht zu einer Angst vor dem Krank-Seienden werden.

Im folgenden werden wir sehen, wie eine seinsgemäße Änderung des Menschen möglich ist, ohne den Anderen in seinem Krank-Sein zu stigmatisieren und mit dem eigenen Krankheitsverständnis zu usurpieren.wenn das Eigene nicht mehr das primär Gute ist, dann ist eine Änderung keine gewaltsame Veränderung, sondern eine Rückbesinnung auf das Andere, eine *Anderung*. Der Mensch ändert sich indem er sich *andert*.

2.3.2. Der kranke Andere

Die Begleitung des leidenden Mitmenschen erfordert eine entsprechende Gestimmtheit, eine entsprechende Offenheit und das Anwesen-lassen von entsprechendem Vergangenem. Ein Therapeut kann nicht einfach irgendwie gestimmt sein, für irgendetwas offen sein oder irgendwelche Erfahrungen gemacht haben. Kurz: Ein so genannter Psychotherapeut muss eine spezifische Motivation, einen spezifischen Blick und eine spezifische Ausbildung aufweisen können, um den Raum der genuin therapeutischen Beziehung eröffnen zu können. Andernfalls erfolgt die Begleitung des kranken Mitmenschen in einer anderen Beziehung, die zwar auch ein wichtiges Bedürfnis des Kranken sein mag, aber keine therapeutische Beziehung sein kann. Möchte etwa eine freundschaftliche Beziehung eingeengte oder pathologische Beziehungsweisen verändern, so kann die Freundschaft selbst dadurch überlastet und gefährdet werden. Wenn wir betont haben, dass wir eigentlich dem anspruchs-vollen Anderen nicht entsprechend seiner äußeren Merkmale antworten, sondern immer in seinem Anders-Sein, so soll auch Krankheit nicht als Eigenschaft des Mitmenschen verstanden sein. Das Adjektiv krank spricht immer schon vom Krank-Sein als privativer Modus des Gesund-Seins und darf nicht unter den Seinsmodus des Anders-Seins subsumiert werden. Dann wäre nämlich alles Andere außerhalb des Selbst krankhaft, Krankheit wäre ein Stigma, das jeden Fremden als Fremden kennzeichnet.
Tatsächlich müssen wir die Gefahr eines normativen Gesundheits-begriffes in der Therapie von Anderen bedenken. In der okzidentalen Tradition wird vom Man eine Normpopulation als gesund definiert, an der

alles Andere gemessen wird. Je größer die Abweichung, desto gefährlicher die Pathologie, desto intensiver muss die Behandlung sein. Diese Konvention ist in bestimmten Bereichen der Medizin unerlässlich, in der Psychotherapie von Anderen jedoch manipulativ. Es wird sich zwar der Migrant vielleicht zunächst sogar besser fühlen, wenn ihm der Therapeut bei der Assimilation und beim Verlust seines Anders-Seins unterstützt; der Assimilateur handelt aber immer fahrlässig wenn er die anspruchsvollen eigentlichen Bedürfnisse des Anderen überhört, selbst wenn der Patient sie selbst nicht hört.

Schließlich ist der Therapeut, der den Anderen durch sein differenzierendes Weltverhältnis kolonialisiert und manipuliert, selbst krank. Der Therapeut erhält von der Gesellschaft einen nicht zu unterschätzenden Auftrag, wofür ihm strukturelle Macht zur Verfügung gestellt wird. Dadurch sind Klient und Therapeut als Menschen zwar gleich, in der therapeutischen Beziehung aber ungleich. Um aber diese Macht zur Begründung eines hierarchischen Herrschaftsverhältnisses zu verwenden, bedarf es einer pathologischen Disposition, die schließlich in einer rassistischen Beziehung zum Anderen ihren Austrag finden kann. Auch der interkulturelle Psychotherapeut kann zum kranken Rassisten werden.

Nicht notwendigerweise wird allerdings der Terminus Rassismus im Kontext mit Krankheit verwendet. Zahlreiche Disziplinen wie etwa Sozial- und Kulturanthropologie, Geschichtswissenschaft, Politikwissenschaft oder Philosophie verwenden für diesen Begriff unterschiedliche Definitionen. Wir wollen hier für die Frage nach der Psychologie des Anderen auf die medizinisch-anthropologische Perspektive konzentrieren um den Aspekt von Rassismus als rassifizierende soziale Praxis[55] in mitmenschlichen Beziehungen zu beleuchten. Naturgemäß bleiben dadurch andere Dimensionen wie etwa die diskursanalytische Rassismustheorie, der institutionalisierte Rassismus oder eine ideologiegeschichtliche Reflexion von rassistischem Wissen zwar unthematisiert, ihre Bedeutung für die Rassismusforschung soll jedoch unbestritten bleiben.

---

55 Terkessidis versteht unter Rassifizierung einen Prozess der Rassenkonstruktion, der eine Vielzahl an typischen Kennzeichen bündelt um einen Unterschied zwischen Menschen zu objektivieren, ein Unterscheid der natürlich immer schon bewertet ist (Terkessidis 2004, S. 98ff.).

Wir fokussieren somit die Praxis des differenzierenden Weltbildes, das im Gegensatz zum historischen versklavenden Rassismus einen differenzialistischen Rassismus begründet. In jeder mitmenschlichen Begegnung kann ein Mensch rassistisch existieren, indem er den Anderen nicht in seinem So-Sein gelassen anwesen lässt, sondern dessen offenen Seinsaustrag durch ein typisierendes Denken auf irgend eine Weise einschränkt. Dieser eingeengte Seinsaustrag des Rassisten entspringt einem psychischen Kranksein, das wir Morbus Rassismus nennen wollen.

2.3.3. Morbus Rassismus

Halbe Geschichten sind nur halbe Wahrheiten. Gerne wurden und werden einzelne Aspekte historischer Ereignisse mehr oder weniger bewusst ausgeblendet, um die Legitimation für bestimmte Herrschaftsverhältnisse zu begründen. Dieses Phänomen lässt sich jedoch nicht nur in der Geschichtsschreibung aufspüren, sondern durchdringt oft sämtliche Bereiche unterschiedlicher Wissenschaften und nicht zuletzt alltägliche Handlungsweisen vieler Menschen. Gerade als Kontrast zur sogenannten Populärwissenschaft sollte der akademische Diskurs bemüht sein, die *andere* Hälfte der Geschichten zu rekonstruieren. Komplementarität und Offenheit können ein weites Spektrum an Argumenten erhellen, um zu vermeiden dass die Anthropologie einen ihrer konstituierenden Parameter, nämlich das Psychische, vernachlässigt.

Universale Kriterien der Psychopathologie

Die Frage nach globalen Kriterien der Psyche beginnt dabei, die Zulässigkeit dieser Frage zu prüfen. Es erscheint evident, dass spezifische Erfahrungen einer Gruppe von einer anderen Gruppe nicht nachvollzogen werden können, da ethnische Besonderheiten in hohem Maße historisch tradiert und in das (Un)Bewusstsein eingraviert sind. Andererseits ist Ethnizität ein dynamisches Konzept[56], das vielfältigen Einflüssen unterworfen und in einem kontinuierlichen Wandel begriffen ist. Wenn man den Standpunkt eines starren Kulturrelativismus ablehnt, erscheint die Suche nach allgemeinen Mechanismen des Rassismus legitim. Das Problem begegnet uns allerdings auf der Ebene des

---

56 Wernhart/Zips 1998, S. 106

Psychischen wieder. Denn zur Analyse einer „rassistischen Psyche"[57] als solche ist es unumgänglich die Definition des „Selbst" zu betrachten, die in verschiedenen Kulturen äußerst unterschiedlich vorgenommen wird. Diese Unterschiede können so fundamental sein, dass es die Kommunikation zwischen Kulturen signifikant erschwert[58]. Es lässt sich aber das „Selbst" nur schwer isoliert von einem „Anderen" denken, da der Mensch von seinem Wesen her immer schon in Beziehung zu anderen Menschen steht. Das Mit-sein ist ein universelles Existenzial des Menschen[59] und folglich auch seine Beziehungsfähigkeit. Intersubjektive Relationalität ist kein kulturspezifisches Merkmal, auch wenn sie von zahlreichen Einflüssen moduliert wird.

Eine nähere Betrachtung des rassistischen Beziehungsvollzuges[60] bringt eine starke Einschränkung der individuellen Beziehungsmöglichkeiten zum Vorschein, die unter dem Einfluss ideologischer Dogmen zu einem krankhaften Umgang mit Differenz führt. Entweder wird diese auf paranoide Weise überbetont oder auf fetischistische Weise negiert[61]. Große Vorsicht ist natürlich bei der Verwendung des Begriffes Krankheit geboten. Nur allzu leicht kann Pathologie zu Stigmatisierung anderer führen oder als Immunisierungsstrategie gegen andere Meinungen verwendet werden. Spricht man von Rassismus als „habitualisierte emotionale Fehlbildung"[62] im Sinne einer psychischen Erkrankung, also einer Psychopathologie, so muss man von einer kulturunabhängigen Definition von Gesundheit und Krankheit ausgehen, um keinem ethnozentrischen *bias* zu unterliegen. Nicht jedes Konzept von mentaler Gesundheit muss jedoch kulturspezifisch sein, vorausgesetzt man verwendet transkulturelle Vergleichsstudien[63]. Hier beginnt die Suche nach globalen Kriterien der Psychopathologie. Am Ende dieses Balanceaktes kristallisiert sich Rassismus als Krankheit heraus, die von einem pathologischen Beziehungsvollzug ausgeht. Dieser ist nicht mehr und nicht weniger als eine *Disposition*, die als Voraussetzung für die *Aktualisierung* von Rassismus gilt, für dessen *Entstehung* selbstverständlich eine Vielzahl anderer Faktoren verantwortlich ist.

---

57 Zips 2001, S. 365
58 Aronson 1999, S. 154
59 Heidegger 1986, S. 113ff.
60 Zur psychopathologischen Entstehung von Rassismus im Lichte einer Auto-
    aggression gegen das fremde Selbst siehe auch Kronsteiner 2003, S. 44f.
61 Lipowatz 1998, S. 239
62 Zips 2001, S. 77
63 @WHO 2002a

Morbus Rassismus bezeichnet somit einen Symptomenkomplex einer psychischen Erkrankung, die letzten Endes zu Rassismus führen *kann.* Geschichten von Identität handeln von Beziehungen im Jetzt, im Vergangenen und im Zukünftigen. Sie positionieren den Erzähler in einem dichten Netzwerk historischer Erfahrungen, aktueller Probleme und Möglichkeiten und eröffnen gleichzeitig aus dieser gefestigten Position im Selbst die Perspektive von Offenheit gegenüber den Phänomenen der Welt, zu der auch die anderen gehören. Rassismus erzählt immer nur halbe Geschichten.

Das globale Krankheitsmodell

Eine allgemeingültige Definition von Gesundheit und Krankheit muss die Interdependenz von Biologie, Psychologie und Kultur berücksichtigen. Dieser Ansatz distanziert sich sowohl vom totalitären Standpunkt des Biologismus, der den Menschen als alleiniges Produkt biochemischer Reaktionen versteht, als auch des Determinismus, der von einer irreversiblen unifaktoriellen Vorprogrammierung des Menschen ausgeht. Gefährlich wird die Unterscheidung von gesund und krank wenn die entsprechenden Definitionen dogmatisch funktionalisiert werden, um das Andere auszugrenzen[64].

Es wird jedoch gleichzeitig jeglicher Ethnozentrismus mit einem kulturell verzerrten Menschenbild und jede Art von (Kultur)Relativismus als eine Variante einer von Skeptizismus geprägten Anthropologie abgelehnt, ohne aber Differenzen zu anderen leugnen zu wollen[65]. Im Vordergrund steht der „Respekt des anderen und der Differenz zu ihm, ohne aber relativistisch zu werden"[66]. Damit soll vermieden werden, dass der Begriff der (psychischen) Krankheit als Immunisierungsstrategie gegen andere (anders denkende) Menschen verwendet wird[67].
„From a cross-cultural perspective, it is nearly impossible to define mental health comprehensively"[68], schreibt die WHO, die dennoch versucht, eine kulturenübergreifende Definition von Gesundheit zu

---

64 Zum Problem von Gesundheitsdefinitionen als Dogma siehe Reichmayr 2003a S. 192 und Heise 1990 S. 121
65 Zur Gefahr dogmatischer Definitionen von Normalität in interkulturellen Beziehungen siehe Devreux 1982
66 Lipowatz 1998, S. 210
67 siehe dazu Kleinmann/Good 1985
68 WHO 2002a

finden. „Health is a state of complete physical, mental, and social well-being and not merely the absence of disease or infirmity"[69]. Der Begriff Krankheit (Pathologie) wird in diesem Kontext als Abwesenheit von Gesundheit des Menschen bezogen. Nicht das subjektive Wohlbefinden, sondern die vollständige Vernetzung der das menschliche Leben bestimmenden Variablen steht dabei im Vordergrund. Auf den ersten Blick mag vielleicht die Genetik erfolgversprechend für die Lösung des Problems zu sein, da schließlich jeder Mensch Gene besitzt. Es wäre allerdings vollkommen absurd, das Entstehen von Psychopathologien auf zum Beispiel ein „Depressions-Gen" oder ein „Rassismus-Gen" zurückführen zu wollen, da der Mensch nicht einzig durch Gene determiniert ist. Genauso wenig erscheint ein „Umwelt-Determinismus" als sinnvolle Annahme. Vielmehr ist unter Gesundheit die Vernetzung biologischer, psychischer und soziokultureller Parameter zu verstehen, die zum Wohlsein führt. Dabei geht es nicht um ein reines Wohlbefinden, sondern um die Erfüllung menschlicher Grundbedürfnisse, wie etwa jenen nach Autonomie.

Universelle Grundbedürfnisse des Menschen sowie Denk- und Handlungsmuster können angenommen werden, da die Sicht des Menschen als ausschließliche Funktion kultureller oder individueller Vorlieben zu einer Hierarchie beliebiger subjektiver Zufriedenheiten führen würde. Die „theory of human need"[70] geht davon aus, dass zur Erlangung der individuellen Autonomie und somit der biopsychosozialen Gesundheit drei Faktoren erforderlich sind. Physische Gesundheit, mentale Fähigkeiten, die nicht zuletzt offene Beziehungen zu Mitmenschen implementieren, und objektive Möglichkeiten zu autonomem Handeln. Ökonomische Verhältnisse, soziale Strukturen und damit verbundene Herrschaftsverhältnisse definieren diese Möglichkeiten und müssen so gestaltet sein, dass dem Individuum in seinem Mit-Sein unbeschränkte Freiheit gewährt wird.

Gemeint ist hier nicht nur Freiheit *von* etwas, sondern Freiheit *für* einen seinsgemäßen Beziehungsvollzug[71]. Diese Bemerkungen sind wichtig, da sie ein mögliches Erklärungsmodell für die Entstehung von Rassismus liefern. Nur das optimale Zusammenspiel biologischer Funktionen, psychischer Fähigkeiten und sozialer Strukturen kann Gesundheit gewährleisten, gleich in welcher Kultur.

---

69 WHO 2002b
70 Doyal/Gough 1991
71 Wucherer-Huldenfeld 1999

Dieser Ansatz ist zwar Ergebnis zahlreicher interkultureller Studien[72] und dient als Anhaltspunkt zur Untersuchung des Rassismus als globales Phänomen, aber es muss betont werden, dass noch lange kein weltweiter Konsens zur Definition von Gesundheit besteht. Man kann jedoch versuchen, durch permanente Reflexion der eigenen Position kulturimmanente Denkfehler zu vermeiden um sich einer möglichst undogmatischen Sichtweise anzunähern.

Intrapsychische Strukturen

Der Grund für unterschiedliche individuelle Reaktionsweisen auf soziale Herrschaftsverhältnisse und historische Erfahrungen liegt unter anderem in unterschiedlichen Persönlichkeitsstrukturen der Akteure. Die Existenzbedingungen für Rassismus liegen in historischen und sozialen Gegebenheiten, damit Rassismus aber manifest wird, muss eine psychische Disposition zur Bildung eines Feindbildes vorliegen. Im Mittelpunkt der Betrachtung steht die Frage nach Identität und nach den daraus entstehenden Sichtweisen des Selbst und des Anderen[73], nach dem eigenen In-der-Welt-Sein und dem Mit-Sein[74]. Im Phänomen der rassistischen Gewalt zeigt sich auf intersubjektiver Ebene ein Sich-eingeengt-fühlen durch die spezielle (z.B. in Bezug auf Hautfarbe, Nationalität oder Konfession) Andersheit eines Mitmenschen, von der man sich scheinbar nur durch Gewalt befreien kann.

Mit Hilfe des tiefenpsychologischen Ansatzes kann eine Annäherung an das intrapsychische Phänomen Rassismus versucht werden, da eine rein auf biopsychologische Mechanismen oder (historisch-) sozio-ökonomische Herrschaftsstrukturen basierende Erklärung als ergän-zungsbedürftig erscheint[75], ohne die Bedeutung der aufgezählten Faktoren in Frage stellen zu wollen. Es kann nicht oft genug betont werden, dass es um Komplementarität von Argumenten geht, die ineinander verzahnt sind und deren ganzheitliche Betrachtung erforderlich ist, um einen rationalen und kritischen wissenschaftlichen Diskurs über Rassismus zu gewährleisten. Es darf zwar nicht vergessen werden, dass gerade auf wissenschaftlicher Ebene rassistisches Gedankengut über Jahrhunderte fundiert und transportiert worden ist

---

72 siehe Kleinmann/Good 1985 und @WHO 2002a
73 siehe dazu Dussel 1993
74 im Sinne der Ausführungen in Heidegger 1986
75 siehe dazu Lipowatz 1998

und damit der Boden für rassistische Gewaltakte aufbereitet worden ist[76], aber ein rein emotionaler und unreflektierter Zugang führt mit Gewissheit in eine argumentative Sackgasse, aus der es lediglich einen gewaltvollen Ausweg gibt. Es wird dadurch ein kompakter, undurchlässiger Diskurs konstruiert, der die Akteure vor der Konfrontation mit der Realität „schützt", vor der sie Angst haben[77].

Der Fokus liegt auf dem Individuum und dessen persönlichen Entscheidungsmöglichkeiten (innerhalb der strukturellen Möglichkeiten) für oder wider eine rassistische Denk- und Handlungsweise. Es muss die individuelle Ebene unter dem Gesichtspunkt der Relationalität beleuchtet werden, um die Praxis von Beziehungen diskutieren zu können. Genau genommen sprechen wir von rassistischen Menschen in ihrem Beziehungsvollzug und nicht von einem abstrakten Konzept von Rassismus.

Ungelöste Identitätsprobleme

„Jede Unterdrückung des anderen ist nicht rassistisch, kann es aber werden. [...] Der Rassist fügt zu den realen/symbolischen Differenzen, imaginäre (pseudo-biologische) Differenzen hinzu, also auch den *Wunsch*, sie aus der Welt zu schaffen"[78]. Die imaginäre Identität einer Gruppe wird im Rassismus mittels Erniedrigung einer anderen bestätigt, indem ideologisch bewertete Eigenschaften den anderen unterstellt werden, Differenzen erfunden werden und letzten Endes eine Stigmatisierung der anderen Gruppe erfolgt. Historische Fakten wie jahrhundertelange Versklavung von Schwarzen durch Weiße erklären zwar die Existenzbedingungen des Rassismus, nicht aber die Gründe für seinen Erfolg[79]. Rassistische Aggression als reine Reaktion auf kollektive historische Erfahrungen[80] zu reduzieren, würde eine entscheidende Verharmlosung der Phänomene bedeuten. Es reicht in diesem Zusammenhang nicht aus, Rassismus als Übernahme oder als Reaktion auf historische strukturelle Unterdrückung zu diskutieren, denn „jenseits der objektiven sozialen Schwierigkeiten, wird auch die subjektive, psychische Disposition zur Bildung eines Feindbildes mit einer

---

76 siehe Kaupen-Haas/Saller 1999
77 Lipowatz 1998, S. 206
78 Lipowatz 1998, S. 207f.
79 Lipowatz 1998, S. 212
80 Zips 2001, S. 315f.

konkreten, aber *mythischen* Gestalt, verlangt"[81]. Diese Disposition wurzelt in einem ungelösten Identitätsproblem, sowohl auf individueller als auch auf kollektiver Ebene, das offenbar oft nur durch Konstruktion einer imaginären Identität gelöst werden kann.

Die historische und psychologische Entwurzelung von Menschen[82] in der modernen Gesellschaft hat neben einer sozialen auch eine psychische Labilität zur Folge, die rassistische Tendenzen und krankhafte Bewältigungsstrategien einer fraktionierten Identität begünstigt. Wenn etwa „weißer" Rassismus zu Recht kategorisch abgelehnt und verurteilt wird, so muss es jede andere Form von Rassismus auch. „Schließlich erzeugt aber jeder Rassismus einen inversen Rassismus; der fanatische Antirassist ist auch ein Rassist"[83].

Rassismus als Psychopathologie

Die Analyse des *Morbus Rassismus* als Disposition für sozio-pathologische und aggressive Handlungsweisen muss in den Kontext zahlreicher weiterer Faktoren eingebettet werden, da sie lediglich den Anspruch erhebt, einen ergänzenden Beitrag zu anderen wichtigen Konzepten zur Entstehung von Rassismus zu liefern. Die Bedeutung der jeweiligen Entstehungsursachen muss an den einzelnen Manifes-tationsformen von Rassismus geprüft werden. Wir können nur festhalten, dass die Disposition keineswegs zwangsläufig zur Aktualisierung von Rassismus führt, dass aber wahrscheinlich ohne diese Disposition ein rassistischer Beziehungsvollzug nicht möglich ist. Ohne den Anspruch auf Vollständigkeit zu erheben, sollen kurz unterschiedliche Perspektiven unter ständiger Berücksichtigung des Psychischen angedeutet werden, um die Theorie von Rassismus als Psychopathologie im laufenden Diskurs genauer zu positionieren.

Die modernen Neurowissenschaften sind bemüht, mittels eines *biologistischen* Modells das Phänomen der Psyche objektivierbar und messbar zu beschreiben und beziehen sich hierbei auf komplexe biochemische und genetische Prozesse[84]. Sollte dieses Projekt eines Tages gelingen, muss man mit der Entdeckung zum Beispiel eines

---

81 Lipowatz 1998, S 212
82 siehe Zips 2001, S. 161
83 Lipowatz 1998, S. 223
84 WHO 2002a, S. 5ff.

„Depressionsgenes" oder eines „Rassismusgenes" rechnen. Dieses Menschenbild postuliert eine molekularbiologische Determiniertheit des Menschen, die äußerst fragwürdig erscheint, da sämtliche Umweltfaktoren von der Genese psychischer Erkrankungen ausgeschlossen werden. Die Existenz eines natürlichen Aggressionstriebes des Menschen wurde von Sigmund Freud 1930 in seiner Abhandlung *Das Unbehagen in der Kultur* angenommen. „Die Existenz dieser Aggressionsneigung, die wir bei uns selbst verspüren können, beim anderen mit Recht voraussetzen, ist das Moment, das unser Verhältnis zum Nächsten stört und die Kultur zu ihrem Aufwand (an Energie) nötigt. Infolge dieser primären Feindseligkeit der Menschen gegeneinander ist die Kulturgemeinschaft beständig vom Zerfall bedroht. [...] Die Kultur muss alles aufbieten, um den Aggressionstrieben der Menschen Schranken zu setzen, ihre Äußerungen durch psychische Reaktionsbildungen niederzuhalten"[85]. Der Mensch ist demnach dieser ursprünglichen, selbstständigen Triebanlage ausgeliefert, aggressive Reaktionsbildungen sind (biologisch) vorprogrammiert. Fremdenhass und Rassismus können nach Freud durch Umwelteinflüsse, die exzessive Unlust bewirken, aktiviert und im Rahmen einer kognitiven Konditionierung reaktiviert werden. Diese Vermutung mag im Falle der (instinktiven) Notwehr bei einer direkten Bedrohung des Lebens richtig sein, zweifelhaft erscheint dies aber bei der willkürlichen oder willentlichen Aggression gegen andere Menschen ohne *direkten* Anlass, wie es beim Rassismus der Fall ist. Denn konstituierend bleibt eine *primäre* Feindseligkeit gegen andere, die axiomatisch vorausgesetzt wird und ein mechanistisches, tierähnliches Menschenbild konstruiert. Elemente der Kultur, Geschichte und Erziehung werden zugunsten eines animalischen Aggressionsinstinktes bei der Entstehung von Rassismus ausgeschlossen, erstere Faktoren spielen erst bei dessen Bekämpfung eine Rolle. Der biologistische Ansatz legt folglich in letzter Konsequenz die Vermutung nahe, dass Rassismus zum Wesen des Menschen gehört und unter keinen Umständen verhindert werden kann. Allerdings kann die Ubiquität eines Aggressionstriebes keineswegs belegt werden, vielmehr geht die *Entwicklungspsychologie* heute von Entgleisungen biologisch sinnvoller Reaktionsmuster aus. Als Ursache für chronische Feindseligkeit sehen Objektrelationstheoretiker ein unerträgliches Gefühl von Leere, Wertlosigkeit, Überflüssigkeit und Fragmentierung an, der letzte Versuch anderweitig (in der Kindheit, sozial) „Zu-kurz-

---

85 Freud 2000, Bd. IX., S. 241

Gekommener", „sich an den unerreichbar fernen Peinigern der Vergangenheit oder Gegenwart zu rächen"[86]. Fehlgelaufene Sozialisationsprozesse in der frühesten Kindheit führen (ab dem etwa achten Lebensmonat[87]) zu einer pathologischen Entwicklung im Sinne einer Trennungs- und Fremdenangst, da ein Kind in diesem Alter unter „optimalen" Umständen auf einen Fremden mit einer Mischung aus Neugier und Vorsicht reagiert[88]. Ist also Rassismus doch nicht durch Gene, sondern nur durch Erziehung und Sozialisation zu erklären?

Hinter einer *psychologistischen* Folie erscheint Rassismus als Ergebnis familiärer Erziehungsbedingungen von Kindern, die für ihre Aggressivität keine symbolischen Ausdrucksformen finden, sondern im Rahmen einer neurotischen „Ich-Schwäche" diese auf Ersatzpersonen projizieren. Diese Form einer „Ich-Psychologie" führt Rassismus auf eine durch repressive Erziehung in der Kindheit entstandene „autoritäre Persönlichkeit" zurück, die den unbewussten Hass gegen die Eltern z.B. gegen eine „fremde" Gruppe wenden. Durch einen psychologischen Reduktionismus wird der Rassist als „enttäuscht", sexuell „frustriert" und „extrovertiert" ausgewiesen und die Existenz einer unabhängigen Psyche des Individuums, „die es dazu veranlasst, gegen die 'Umwelt' Widerstand zu leisten (z.B. als neurotisches Symptom oder als Krankheit)"[89] negiert. Das Unbewusste hat aber insofern eine strukturelle und historische Bedeutung, als es eine Autonomie des Symbolischen gegenüber dem Sozialen und Biologischen repräsentiert. Doch die „Psychologie erklärt nur teilweise, wie die Menschen Rassisten werden können, nicht warum man sie zu Rassisten machen will"[90]. Folglich tendiert eine ahistorische psychologisierende Betrachtungsweise dazu, die „politischen Geltungsansprüche der sozialen Akteure" zu verdecken[91]. Diesem Einwand versucht die *Sozialpsychologie* in ihrer Analyse von Vorurteilen und Diskriminierung gerecht zu werden. In einem ersten Schritt wird klar darauf verwiesen, dass eine vererbte biologische Prädisposition zu vorurteilsgeleitetem Verhalten nicht nachgewiesen werden kann, sondern dass vielmehr „the culture (parents, community, the media) might, intentionally or unintentionally,

---

86 Dornes 1997, S. 279ff.
87 ebda. S. 276
88 ebda. S. 187
89 Lipowatz 1998, S. 226
90 ebda. S. 229
91 siehe Zips 2001

instruct us to assign negative qualities and attributes to people who are different from us"[92]. Diskriminierung kann also gelernt werden, und zwar in jedem Lebensalter. Ungerechtfertigte negative und schädliche Handlungen gegenüber Mitgliedern einer Gruppe mit der einzigen Begründung ihrer Zugehörigkeit zu dieser Gruppe beruhen auf Generalisierung von Stereotypen, die zu Nivellierung und Aggression führt[93]. Auf politischer und sozialer Ebene kann Rassismus bewusst gesteuert werden, aber selbst dann kann auf individueller Ebene Rassismus wieder „verlernt" werden. Es ist nie zu spät, halbe Geschichten fertig zu erzählen. Natürlich bleibt die Erbe-Umwelt-Kontroverse mit dieser Feststellung weiterhin ungeklärt. Man nimmt heute an, dass kontinuierliche Wechselwirkungen in einem dynamischen Wechselspiel beider Komponenten bestehen, womit jeder Wind aus den Segeln rassistischer Theorien genommen wird, die von genetischer Determinierung der Fähigkeiten unterschiedlicher Menschengruppen ausgehen. „Die Gene begrenzen den Spielraum für das, was eine bestimmte Person in einer bestimmten Umwelt auf intellektuellem Gebiet erreichen kann. Jedoch werden sich sogar diese Grenzen erweitern, wenn die Umwelt auf maßgebliche Weise verändert wird"[94]. Insuffizient bleibt dieser Ansatz jedoch insoweit, als die Frage nach den nicht-genetischen Rahmenbedingungen nicht näher erläutert wird.

Hier bringt eine *sozioökonomische* Sichtweise eine neue Perspektive ins Spiel, nämlich jene der materiellen Verhältnisse als konstituierender Faktor für soziale Verhaltensweisen. Allerdings berücksichtigt die Erklärung, dass Rassistinnen infolge der Ausbeutung oder der Verarmung aggressiv gegen ein mythisches, feindliches Objekt reagieren, weder die historische, kulturelle Dimension, noch die subjektive, unbewusste Dimension[95]. Gleichwohl ist es unbestritten, dass die ökonomische Unterdrückung gewisser Gruppen aus rassistischen Motiven deren Identitätsbildung wesentlich beeinträchtigen und zu sozialen Spannungen führen wird. Die Überlegung, die im sozio-ökonomischen Ansatz inkorporiert ist, berücksichtigt die zum (nicht)-rassistischen Beziehungsvollzug notwendigen Optionen und faktischen Möglichkeiten. Gleichzeitig müssen aber auch bestehende Herrschafts-verhältnisse mitbedacht werden, die immer auch die Berücksichtigung

---

92 Aronson 1999, S. 507
93 ebda. S. 205
94 Zimbardo 1996, S. 577
95 Lipowatz 1998, S. 225

historischer Erfahrungen implizieren und aktuelle Optionen (der Individuen und Gruppen) mitdefinieren. Bei der Diskussion von Rassismus als Psychopathologie gilt es einerseits auf die grundlegende Bedeutung (herrschaftlicher) Strukturen bei der Entstehung von Rassismus hinzuweisen, andererseits aber vor deren einseitiger Betonung zu warnen. Denn eine unifaktorielle, rein strukturelle Perspektive könnte das *bewusste* Interesse der Herrschenden fokussieren und unbewusste Prozesse ausblenden.

Werte, Ideale und Ideologien sind in der Gesellschaft kulturell und historisch bedingt. Sie können zwar bewusst „produziert" werden, sie manifestieren sich aber bleibend erst im Unbewussten beziehungsweise im Verborgenen des menschlichen Daseins. So durchdringen sie jede Handlung der Akteure und realisieren sich schließlich in einem Gruppenbewusstsein, um eine Gruppenidentität zu konstituieren und das Einheitsgefühl der rassistisch Unterdrückten zu fördern. Wird aber das Postulat nach Freiheit subjektivistisch ausgelegt, was sich nicht immer vermeiden lässt, so transformiert es sich zu einer Forderung nach Individualität. Diese kann nicht zuletzt eine Entwurzelung des Menschen aus den Gemeinschaften und den persönlichen Beziehungen zur Folge haben. Gleichzeitig wird dann eine Angst vor Freiheit virulent, die einerseits die Tendenz zur Identifikation mit einer Gruppe und andererseits den kompromisslosen Glauben an die biologische und technische Wissenschaft bewirkt und auf sozialdarwinistische Weise den Weg für Rassismus ebnet. Die Analyse dieses äußerst komplexen Kreislaufes wird dadurch erschwert, dass kontinuierliche Interferenzen zwischen bewussten und unbewussten, individuellen und kollektiven Motiven bestehen. Umso größer ist die Herausforderung, einen Weg aus diesem Kreislauf, der rassistische Denk- und Handlungsschemen perpetuiert, zu finden. Die *Erfolgsgründe* der rassistischen Praxis vermag hingegen auch dieser Ansatz nicht vollständig zu klären.

Daher gilt es komplementär zu den oben erwähnten Interpretationen auch die *tiefenpsychologische* zu beachten, um eventuelle Einseitigkeiten zu überwinden. „Der Rassismus als Ideologie und Mythologie ist anziehend, weil er starke Stützen im Unbewussten findet, d.h. er befriedigt bestimmte Wünsche und verteidigt sich gegen gewisse Ängste"[96]. Um diese Wünsche und Ängste genauer betrachten zu

---

96 Lipowatz 1998, S. 236

können, ist jedoch im Vorfeld das (psychische) Problem der *Differenz* zu klären. Nach Sigmund Freud wird in der Kindheit das Bewusstsein der Differenz an sich am Beispiel der Geschlechterdifferenz der Eltern geprägt. Das Kleinkind fühlt sich beim Anblick des Koitus der Eltern „ausgeschlossen" und bekommt *Angst vor dem Anblick des Anderen* (Geschlechts). Kann dieser Schrecken nicht verarbeitet werden, kommt es zu pathologischen Verdrängungsmechanismen, die sich zum Beispiel im Fetischismus manifestieren. Hier wird die Wahrnehmung der Geschlechterdifferenz verleugnet, indem Substitute für das andere Genital konstruiert werden. Dies heißt aber nicht, dass Unterschiede nicht gesehen werden, sondern „im Gegenteil, dass die Wahrnehmung geblieben ist und dass eine sehr energische Aktion unternommen wurde, ihre Verleugnung aufrecht zu erhalten"[97]. Anstelle der symbolischen Differenz wird ein Mythos von einheitlicher Reinheit geschaffen, wie etwa der arischen „Rasse".

Im rassistischen Beziehungsvollzug reagieren die Akteure leicht fanatisch und aggressiv, weil sie durch das Andere an das für sie Unheimliche, nämlich die von ihnen verleugnete Geschlechterdifferenz, erinnert werden. „Die Verleugnung des Symbolischen bzw. der sexuellen Differenz verbindet sich unmittelbar mit einer psychischen Regression, und das bedeutet, daß die aggressiven Tendenzen *dominieren* [...] Der andere existiert nicht für den Rassisten, deswegen soll jeder reale andere ausgeschlossen bzw. liquidiert werden"[98].

Wenn der psychische Integrationsprozess der Geschlechterdifferenz durch das Kind nicht erfolgt ist, fühlt es sich vom Anderen ausgeschlossen und bedroht, der Andere ist in der tiefenpsychologischen Interpretation Konkurrent um die Gunst der Mutter (der Nation, des Vaterlandes). Hiermit ist jedoch erst die eine Hälfte der komplexen intrapsychischen Vorgänge bei der Entstehung von Rassismus erfasst. Auf der einen Seite haben zwar Rassistinnen Angst vor der Differenz, auf der anderen Seite suchten sie sie unbewusst und wollen hierarchische, ewige Differenzen einführen. Wir finden also im Morbus Rassismus ein widersprüchliches und gespaltenes Subjekt vor, das einerseits seine Gruppe homogenisiert, andererseits aber gegen eine Nivellierung mit anderen Gruppen protestiert. „Diese psychische Os-

---

97 Freud 2000, Bd. III, S. 384
98 Lipowatz 1998, S. 238

zillation ist das besondere Merkmal des Rassisten", schreibt Lipowatz in seiner *Einführung in die Psychopathologie des Politischen*, und weiter: „So ist das Verhältnis des Rassisten zu dem anderen paranoider oder fetischistischer Natur"[99], es fehlt ihm das notwendige Maß.

Der andere erscheint im kranken Beziehungsvollzug als unheimlich und bereitet Angst, da der Rassist seine infantilen und gewaltsamen (ödipalen) Wünsche auf den anderen projiziert. Nach der psychoanalytischen Theorie erhält also auch für eine paranoide Persönlichkeit, die wie die fetischistische Persönlichkeit zu Rassismus disponiert, (im Gegensatz zum Gesunden) jede Differenz zum anderen einen sexuellen Charakter. Zusätzlich liegt dem paranoiden Beobachtungswahn, der zum Gefühl des Bedroht-werdens durch das Andere führt, ein krankhaftes, narzisstisches Ichideal zu Grunde[100]. Die pathologische Selbstbeobachtung ist geprägt durch die Angst vor einer permanenten Kontrolle durch äußere Instanzen, die im Narzissmus internalisiert werden, weil sich die Erkrankten gegen sie auflehnen. So lassen sich konstruierte kollektive Beschuldigungen, Vorwürfe und Vorurteile herleiten, die in gewaltsamer Abwehr münden.

Rassismus beginnt in der Psyche. Dies ist der Anfang der Geschichte, die unter bestimmten multifaktoriell bedingten Umständen zu einer „pathologischen Gewalttätigkeit"[101] beginnend bei verbaler Aggression und rassistischer Ausgrenzung führt und schließlich beim Genozid endet. Rassismus ist kein Märchen, sondern erschreckende Realität in alltäglichen Beziehungen. So befremdend die tiefenpsychologische Auslegung auch klingen mag, der Mangel an richtigem Maß, an gesunder Distanz und adäquatem Umgang mit Differenz erscheint als psychische Disposition bei der Entstehung von Rassismus plausibel. Keineswegs erscheint es aber argumentierbar, den Aspekt des Psychischen im Diskurs um Nationalismus und (reversen) Rassismus auszublenden. Viele Theorien haben nämlich die Tendenz systemimmanent vorzugehen, und die vielseitigen Netzwerke, die das Handeln von Menschen bestimmen, zu übersehen. So auch die psychoanalytische Theorie. Das Unbewusste lässt sich bestenfalls in einer Psychoanalyse nachweisen, die monotone Fixierung auf das

---

99   ebda. S. 239
100   siehe Freud 2000, Bd. III, S. 63f.
101   Zips 2001, S. 238

Sexuelle ist nur im Freudschen Triebmodell haltbar. Aber selbst dieses Modell ignoriert wesentliche Aspekte wie etwa die soziale Konstruktion von Geschlecht und bedient sich eines stark eingeschränkten Sichthorizontes. Auf dogmatische Weise wird von einer Kernfamilie ausgegangen und der Blick auf relevante Bezugspersonen im Allgemeinen verstellt. Unter Berücksichtigung der historischen und kulturellen Perspektive individueller und kollektiver Erfahrungen, die in der Psyche reflektiert, also rückgekoppelt werden, der sozialen Konstruktionen und strukturellen Möglichkeiten, der ökonomischen Verhältnisse und zahlreicher weiterer Variablen, die hier unerwähnt blieben, können psychische Vorgänge in einen relevanten Kontext gesetzt werden, um bei der Entstehung und Prävention von Rassismus einen möglichst breiten Diskurs zu gewährleisten.

Ausschluss des Ausschließens

In einer Synopse der oben angeführten Argumente lässt sich festhalten, dass jede einseitige Erklärung des Rassismus Gefahr läuft, durch Ausblendung grundsätzlich gleichwertiger ätiologischer Faktoren eher zum Missverständnis als zum umfassenden Verständnis beizutragen. Vorausgesetzt natürlich, dass Konsens darüber besteht, dass Rassismus als beträchtliche Gefahr für die Menschheit abgelehnt wird und effiziente Mittel zur Beseitigung und Vorbeugung von Rassismus gefunden werden müssen. Alleine durch eine möglichst rationale Betrachtungsweise erscheint dieses Ziel als erreichbar. Wenn man versucht, die emotionale Betroffenheit, die wahrscheinlich immer bei der Beschäftigung mit der eigenen Identität aufkeimt, in der Argumentation auszublenden, kommt man zu folgenden Schlussfolgerungen: Rassismus hat keine allgemeingültige Rechtfertigung. Rassistische Tendenzen und Dispositionen dürfen nicht unterschätzt werden. Bei der Prophylaxe von Rassismus reicht es nicht aus, die Phänomene aus der kollektiven Perspektive zu betrachten und ausschließlich nach strukturellen Ursachen für dessen Entstehung zu suchen. Die sozialen Akteure haben innerhalb dieser strukturellen Rahmenbedingungen ein nicht unbeträchtliches Maß an Autonomie und Entscheidungsfreiheit.

Der Unterschied zwischen institutionalisiertem und *autonomem* Rassismus darf nicht übersehen werden. Initialisiert und perpetuiert werden rassistische Vorurteile nicht zuletzt durch Menschen, die in ihren Denk- und Beziehungsmuster unfrei sind, weil sie ihr vollständiges physisches, mentales und soziales Wohlsein nicht erreicht haben. Es handelt sich um kranke Menschen. Ihre Krankheit ist unter anderem psychischer Natur. Primäre, inverse oder reverser Rassismen haben eine kulturunabhängige Psychopathologie als permissive Grundlage. Die Suche nach globalen Kriterien der rassistischen Psychopathologie, die wir Morbus Rassismus genannt haben, steht an diesem Punkt erst an ihrem Anfang. Ein interdisziplinärer auf Komplementarität beruhender Ansatz auf allen ursächlich beteiligten Ebenen erscheint hier als unumgänglich. Einige Hinweise auf mögliche Auswege erscheinen dadurch am Horizont.

Wenn sich der Mangel am richtigen Maß an Differenz als Disposition für die Entstehung von Rassismus ausweisen lässt, dann muss grundsätzlich ein *Ausschluss des Ausschließens* und auf institutioneller (demokratischer) Ebene die Einschränkung derjenigen, die die anderen ausschließen wollen, angestrebt werden[102]. Weiters kann das individuelle Streben nach normativer Konformität, der Wunsch nach sozialem Akzeptier-Werden als Wurzel und gleichzeitig als erstes Erscheinungsbild von Stereotypen und Vorurteilen im Rahmen einer krankhaften Identitätsentwicklung identifiziert werden. Dadurch finden wir im modernen Rassismus einen verstärkt subtilen Charakter von Vorurteilen, die oft nicht auf den ersten Blick zu erkennen sind. Vorurteile können effektiv auf der Ebene des persönlichen Beziehungsaustrages erfasst werden. Krankhafte Beziehungen können nur durch gesunde Beziehungen aufgezeigt, erkannt und verbessert werden. Der Kontakt von Gruppenmitgliedern mit „den Anderen" könnte den ersten Schritt in diese Richtung bedeuten, wenn folgende Bedingungen erfüllt werden: „mutual interdependence; a common goal; equal status; informal, interpersonal contact; multiple contacts; and social norms of equality"[103]. Separation kann nach diesem Konzept kein erfolgsverprechender Ausweg aus dem Dilemma der rassistisch motivierten Segregation sein. Denn Rassismus beginnt im Kopf und nicht auf der Landkarte.

2.3.4. Das Vorurteil

Wesenhaft teilt sich das Man durch Vorurteile mit. Als allgemeine und verallgemeinerte Meinungen und Gerüchte sind Vorurteile nicht von einer aktuellen Beziehung durchstimmt, sondern versuchen jede künftige

---

102 Lipowatz 1998, S. 240
103 Aronson 1999, S. 537

Begegnung mit dem Anders-Sein auf ganz bestimmte Gestimmtheiten einzuschränken. Als Bevor-Urteil eilt es dem eigentlichen Austrag des Mitseins voraus. Zudem entwirft es sich als Voraus-Urteil auf alle Beziehungsmöglichkeiten die nach einer konkreten Begegnung möglich sein sollen. Und es verstellt als Davor-Urteil den Blick auf andere Seinsmöglichkeiten, verbirgt die Fülle des anspruchsvollen Anderen, stellt das eigentliche Entsprechen in den Schatten. Das Man urteilt bevor es beurteilt. Damit ist das Vorurteil als Ur-Teil je schon eine wesensmäßige Möglichkeit unseres Daseins als Man-Selbst.

In Alltagsbeziehungen sind wir auf Vorurteile angewiesen, da sie eine gewisse Berechenbarkeit und Stabilität etwa einer Geschäftsbeziehung versprechen. Bevor wir einem Geschäftspartner begegnen, möchten wir uns auf gewisse Verhaltensmuster verlassen können, gleich welche eigentlichen Seinsmöglichkeiten uns offenstehen. Als Sprache des Man sind Vorurteile auch Ausdruck jeweiliger Konstrukte, Vorurteile sind kulturspezifisch. Sie geben nicht nur Gestimmtheiten für Beziehungen in der eigenen Kultur vor, sondern (be)stimmen immer schon die Beziehung mit dem Anders-Sein. Im Modus des Man begegnen wir Interkulturalität zunächst vorurteilend gestimmt.

Es gilt freigebende von einschränkenden Vorurteilen zu unterscheiden. Zumeist ist das Vorurteil ein Modus der limitierten Offenständigkeit des Menschen in seinem Selbst-Sein. Vorurteilshaft gestimmt sind wir nur dafür offen, was wir in den Grenzen unseres vorauseilenden Urteils zulassen.

Dabei gehört das Urteil als Ur-Teil zum existenzialen Offen-Sein des Menschen. Im eigenen Urteil erfahren wir eine Zusammenschau der Phänomene die wir im gegeben Augenblick anwesen lassen. Dieses zunächst zulassende Urteil stimmt den Menschen jeden Augenblick anders und ermöglicht ihm in dieser Gestimmtheit erst eigentliches Mitsein, das immer schon auch der Gestimmtheit des Anderen antwortend entspricht. Das zulassende Urteil durchstimmt uns *gleichzeitig* mit dem Anspruch des Anderen und der entsprechenden Antwort. Nun kann dieses Urteil in künftigen Begegnungen mit dem Anderen mitanwesen, in der Erinnerung können wir gewesene Urteile wieder in das Gegenwärtige holen. Wir können somit vor einer zu wiederholenden Begegnung ein gewesenes Urteil anwesen lassen, um den Anderen in seinem bereits bekannten Anders-Sein freizugeben. Als freigebendes Vorurteil soll es zunächst Alltagsbeziehungen erleichtern und als Beziehungsgedächtnis das Entsprechen auf Veränderungen unterstützen. Dadurch verkürzt es den Raum für das bereits in seinem Anders-Sein Bekannte und gibt dafür Raum für Neues im Mit-Der-Andere-Sein frei. Tatsächlich schränkt uns auch das freigebende Vorurteil ein, möchte aber den Anderen als gewesendes Urteil in seinem Anders-Sein anwesen lassen. Das freigebende Vorurteil *andert* sich eigentlich.

Das einschränkende Vorurteil hingegen ändert sich uneigentlich. Es ist ein privativer Modus der Offenständigkeit des Man-Selbst. Dem Menschen wird vom Man ein präformiertes Urteil vorgegeben, das im Unterschied zum freigebenden Vorurteil den Anderen in seinem aktuellen Anders-Sein übergeht. Bereits wiederholt haben wir darauf hingewiesen, dass es dem Man immer im funktionalisierten Sinn um etwas geht. Das Man-Selbst hat den Zweck, den Menschen im Alltag zu entlasten, es hat die Funktion Bräuche als Bedürfnisse zu konservieren und den Menschen im Verfallen in der Uneigentlichkeit aufzufangen. Zudem kann das Man aber auch vom eigentlichen Selbst operationalisiert werden, obwohl existenzial keine Hierarchie unter den beiden Seinsweisen aufzuzeigen ist. Aber im Austrag der Seinsmöglichkeiten kann das uneigentliche Man dem eigentlichen Selbst untergeordnet werden, um andere Menschen wiederum diesem Man-Selbst unterzuordnen. So wird das Man zum Instrument der Herrschaft.

Die Konstruktion von einschränkenden Vorurteilen dient also der Herrschaft über das Andere, allerdings primär über das Andere in der eigenen Gruppe, im eigenen Man. Dies wird nicht einmal verheimlicht, es wird lediglich als identitätsstiftend tituliert. Konstrukte können nur Konstrukte hervorbringen. Limitierende Vorurteile können daher nur künstliche Identitäten stiften, die mit dem eigentlichen Selbst nichts zu tun haben können. Hier wird das Problem der Kategorie des Typischen[104] schlechthin sichtbar. Menschen die Angst vor dem Eigenen haben, werden nach solch einem neuen Eigenen suchen und diese dann Identität nennen. In diesem Fall dient also das Vorurteil primär der Herrschaft über das Eigene, erst sekundär wird das Andere in seinem Anders-Sein angegriffen. Ohne Angst vor dem Eigenen, ohne das Bedürfnis nach Herrschaft über das Andere und ohne Vorurteile wird das Andere nicht zum Fremden.

---

104 Zum Problem des Typischen siehe auch Peseschkian in Heise 1990

Einschränkende Vorurteile sind geschichtlich bewährte und bereits lange bekannte Instrumente zur Legitimation von Herrschaftsverhältnissen. Im existenzialen Mit-Sein gibt es keine Hierarchie. Ebenso wenig in der Sorge für den Anderen, als Menschen sind wir uns immer gleich. Im existenziellen Austrag der Seinsmöglichkeiten jedoch hat der Mensch Bewertungen und Hierarchien eingeführt, die im Bereich des Man-Selbst zu verorten sind. Hier sind sich die Menschen zwar noch immer gleichwertig aber nicht mehr gleichrangig[105]. Dies erleichtert dem Menschen den Austrag seiner je eigenen Seinsmöglichkeiten, da er sich nicht um andere Tätigkeiten sorgen muss, diese gehören nämlich zu den Seinsmöglichkeiten der Anderen. Optimalerweise unterstützt und fördert also dieses uneigentliche Konstrukt von Hierarchien im Modus des Man das freie eigentliche Selbst-Sein des Menschen. Zunächst versteht sich der Mensch am besten auf das Selbst-Sein, die existenziale Tendenz zum Verfallen in die Seinsmöglichkeit des Man-Selbst verstärkt nur das eigentliche Sein-Können. Allerdings ist der Mensch stets aufgerufen, sich um den Austrag sämtlicher seiner eigenen Seinsmöglichkeiten zu sorgen, diesen Aufruf kann er überhören, wenn er gerade voll von einer bestimmten Möglichkeit in Anspruch genommen ist. Überhört der Mensch aber diesen Ruf zu lange, so wird ihm das Man-Selbst immer vertrauter, bald versteht er sich mehr auf das Man-Selbst als auf das eigentliche Selbst. Erst dann erscheint uns das Verfallen im Man als primärer Modus vor der Eigentlichkeit. Für den Menschen ist aber *eigentlich* nichts schwerer als der Aufenthalt im Man.

Je mehr Menschen sich an das uneigentliche Dasein gewöhnt haben, desto eher wird jemand diese Hierarchien für sich selbst nützen wollen, um den Austrag seiner Möglichkeiten auf Kosten der Möglichkeiten der Anderen zu erleichtern. In diesem Augenblick wird das zunächst für alle hilfreiche Konstrukt von Hierarchien zum Instrument der Herrschaft von Wenigen über Viele. Schließlich haben Herrschende wie Beherrschte Angst um das Eigene, weil beide an ihren Möglichkeiten des gelassenen Miteinanderseins vorbeigehen. Die Angst *um* das Eigene wird im verzerrten Konstrukt der Hierarchien zur Angst *vor* dem Eigenen. Hier verstummt der anspruchsvolle Andere in seinem Anders-Sein, hier beginnt die Sprache des Fremden.

---

105 Dieses Phänomen ist aus der Arzt-Patient Beziehung bekannt (siehe dazu Pöltner 2002)

2.3.5. Die Grammatik des Fremden

In der Kritik der tiefenpsychologischen Interpretation der Entstehung von Fremdenangst und Rassismus haben wir die frühe Kindheit näher beleuchtet, ohne aber haltbare Wurzeln finden zu können. Dies verwundert deshalb kaum, weil die Untersuchung einer Zeit galt, in der der Mensch bereits zahlreiche Beziehungen zu Anderen ausgetragen hat. Wir müssen daher den Beginn der freien mitmenschlichen Beziehungen, den Beginn des eigentlichen Daseins sprechen lassen. Bereits im Mutterleib ist unser In-der-Welt-Sein gestimmt, der Mensch ist von Beginn an ein offenes Wesen, das sich den Austrag seiner je eigenen Seinsmöglichkeiten schuldig ist. Zunächst erfahren wir uns im Mit-Sein aufgehoben, das primäre Weltverhältnis des Menschen kann nur im Miteinander verstanden werden. Erst in der weiteren Entwicklung geht uns das Selbst-Sein als eigentliches Sein-Können auf.

Zunächst begegnet uns das Andere als die Andere. Diese konkrete Andere ist uns als Mutter je schon vertraut, noch lange bevor alle Sinnesorgane ausgereift sind. Das Weltverhältnis des Feten ist durchstimmt durch die existenziale Nähe zum Mitmenschen, mit der sie wesensmäßig untrennbar verbunden ist. Am Beginn des In-der-Welt-Seins ist der Mensch offen für die Bewegungen der Mutter, für ihr pulsierendes und wärmendes Leiblich-Sein. Doch schon bald begegnet der Mensch im Mutterleib anderen konkreten Mitmenschen, er spürt deren Hand an der Bauchwand, hört ihre Stimmen, ihre Sprachen, Klänge und antwortet seinen Möglichkeiten gemäß als freies Wesen auf diesen Anspruch des Anderen. Der Mensch erlangt nicht erst durch die Durchtrennung der Nabelschnur seine existenziale Freiheit, da sich bei der Geburt das Wesen des Menschen nicht ändert. Wohl erlangt er postnatal die physische Freiheit für den Austrag seiner Möglichkeiten des Leiblich-Seins, wohl wird er von anderen Phänomen angesprochen - für die er je schon offen war. So erfährt der Mensch im Mutterleib wie ihn mitmenschliche Beziehungen stimmen können, wie er seine Bedürfnisse als Weise seiner Offenständigkeit eigentlich erfüllen kann. Der Mensch steht in die Lichtung seiner Welt von Beginn an heraus, noch vor der Geburt ist er offen für seine *je eigene* Welt.

Natürlich trägt der Mensch je schon das gesamte Spektrum des möglichen Gestimmt-sein aus, vielen Ansprüchen entspricht er freudig gestimmt, anderen wiederum verschließt er sich existenzial nicht mehr oder weniger unfrei als nach der Geburt. Das Dasein ängstigt sich um sein eigentliches Seinkönnen auch in utero. Wir können im Mutterleib die Anderen liebevoll oder aggressiv erfahren, laut oder leise, zärtlich oder grob; zusätzlich stimmt uns die Gestimmtheit der Mutter in der Begegnung mit Anderen. Sie kann sich abwenden oder nähern, ihre Stimme wird gelassen oder hasserfüllt klingen, ihre Stimme stimmt das Kind. Das Weltverhältnis der Mutter und aller anderen konkreten Mitmenschen, die uns von außerhalb der Fruchtblase begegnen, wird unser Weltverhältnis mitbestimmen. Für diese Stimmungen werden wir unseren eigenen Möglichkeiten gemäß mehr oder weniger offen sein. Wir werden den Anderen als vertraut empfinden oder als fremd, und zwar nicht weil er anders *ist*, sondern weil er *anders* ist als wir ihn erwarten.

Im Fremden spricht uns Seiendes an, wofür wir nicht offen sind. Das Fremde ist uns niemals gleichgültig[106]. Das Fremdempfinden als Weltverhältnis beginnt in utero. Fremd ist nicht im Kontrast zu vertraut zu verstehen, auch nicht im Gegensatz zu eigen. Wenn wir für Vertrautes und Gewohntes nicht offen sind, empfinden wir es als fremd. Im uneigentlichen Austrag unserer Seinsmöglichkeiten kann sich auch das Eigene völlig fremd zeigen. Entscheidend wird sein, ob wir uns durch eingeschränkte Offenheit selbst in unserem In-der-Welt-Sein weiter einengen und wie wir im Miteinander Fremdem entsprechen. Die Beziehung zum Fremden ist ein defizienter Modus der Beziehung zum Anders-Sein des Anderen[107], wenn sie zur ausschließlichen und ausschließenden Begegnungsmöglichkeit mit dem Anderen wird. Unter diesem Gesichtspunkt kann die Disposition zur generalisierenden aggressiven Diskriminierung des Anderen bereits in utero beginnen.

Nach der Geburt sind wir von einer Fülle neuer, anderer Phänomene angesprochen als pränatal. Ob wir diesen Anspruch des Anderen gewährend, freigebend annehmen oder als Fremdes vermeiden oder in seiner Andersheit nivellieren werden, hängt von unserer Geworfenheit ab, also unserer je eigenen Umwelt, unseren konkreten Mitmenschen, unseren je eigenen Seinsmöglichkeiten, die den Austrag des Mit-Seins (be)stimmen. Unhaltbar erscheint hier der Versuch, das übertriebene Fremdempfinden auf ein bestimmtes Lebensalter zu fokussieren. Das

---

106 siehe dazu Streeck S. 180
107 Zur Gleichsetzung des Anderen mit dem Fremden siehe Reichmayr 2003a, S. 240f.

sogenannte Fremdeln kann in jedem Alter auftreten, selbstverständlich auch bei Erwachsenen, oder aber nie Austrag unseres Weltverhältnisses werden, da es nicht physiologischerweise zum Wesen des Menschen gehört. Wir bezeichnen das Schreien nach der Geburt nicht als 1-Sekunden-Angst, auch nicht die Angst vor dem Tode als 80-Jahre-Angst, genauso wenig gibt es eine 8-Monats-Angst[108].

Das Konzept von sauber differenzierten und sezierten Entwicklungsphasen des Menschen ist wie jede Konvention im Bereich des Man hilfreich in einem ganz bestimmten Kontext mit einer ganz bestimmten Motivation. Als diagnostisches Werkzeug der Entwicklungsneurologie, als Argument im naturwissenschaftlichen Diskurs oder zur Beruhigung ängstlich-besorgter Mitmenschen wird die Explikation postulierter Phasen des In-der-Welt-Seins vielleicht hilfreich sein. Wir haben bereits gesehen, dass Theorien wie etwa die psychoanalytische in der Beschreibung spezifischer Entwicklungsphasen den Grund von Aggression und die Entstehung von Fremdenhass nicht ausreichend erfassen können. Denn das Fremde hat eine eigene Grammatik, mit der es uns je schon anspricht, deren Sprache wir aber nicht verstehen können und wollen. Wir werden nicht erst in der Phase des Fremdelns verschlossen für das Anders-Sein, wir entfremdeln uns nicht langsam in einer unterstellten Kultivierung des Fremdempfindens.

Kultur als die Versammlung von Gemeinsamkeiten in der Konvention des Man gibt naturgemäß spezifische Weisen der Offenheit für das Fremde vor[109]. Allerdings ist der Mensch immer schon wesenhaft frei für eigentliches Selbst-Sein und entscheidet zunächst frei über den Austrag seiner Möglichkeiten im jeweiligen Seinsmodus. Kultur determiniert nicht das Fremdempfinden[110].
Sie gibt zwar Regeln vor, wie Man Anderem oder Neuem begegnet, aber diese Regeln können jederzeit verhandelt und verändert werden. Fremdenangst ist keine gebremste Lust am Neuen oder Misstrauen vor Neuem, da wir niemals blind in Unbekanntes vertrauen können[111]. Das Unbekannte ist das Andere, das nicht weniger anders ist, wenn es

---

108 Zum fragwürdigen Konzept des sogenannten Fremdelns siehe auch Seidl 2005
109 Zur Beziehung von Kultur und Fremdes im Gegensatz zu Natur und Fremdes siehe Streeck 2000, S. 177ff.
110 Ebenso wenig determiniert die Zugehörigkeit zu einer Nation oder einem Kontinent das Fremdempfinden, siehe dazu Vajda 2004
111 siehe Seidl 2005

vertraut oder einfach gewohnt ist. Das Andere wird zum Fremden wenn wir für sein Anders-Sein nicht offen sind, gleich wie lange es wir schon kennen oder wie nahe es uns ist[112].

Das Andere als das Fremde ängstigt, wenn es uns als Fremdartiges oder Eigenartiges anspricht[113]. Denn das Fremdartige stimmt als wesenhaft Anderes das eigene Selbst-Sein angstvoll, das Dasein ängstigt sich um den Austrag seiner Möglichkeiten. Noch subtiler werden wir vom Eigen-Artigen durchstimmt, da es als wesenhaft Gleiches dem Selbst-Sein in seiner Eigentlichkeit zu widersprechen scheint. Der Mensch kann sich nun entweder dem Anderen öffnen, oder das Anders-Sein für sich nivellieren. In beiden Fällen wird das Fremde entfremdet: entweder weil wir nicht mehr verschlossen sind oder weil wir es bekämpfen. Das Fremde bleibt nicht lange fremd[114]. Auch die Fremde ist als Ort nur so lange fremd, bis wir dort nicht anwesen. Nur künstlich oder kultürlich[115] kann das Fremde als solches konserviert werden, wiederum mit einer spezifischen Motivation, sei es zur wissenschaftlichen Erforschung oder zur Festigung sozioökonomischer Herrschaftsverhältnisse. Durch die Manipulation des Fremden wird es operationalisierbar, vermarktbar oder bekämpfbar, durch Manipulation des Eigenen wiederum wird das Fremde als solches überhaupt sichtbar.

2.3.6. Das fremde Selbst

Recht einfach erscheint die Manipulation des Anderen als das Fremde schlechthin, etwas schwieriger gestaltet sich der Versuch, Befremdendes im eigenen Dasein zu erfassen oder gar zu entfremden. Wenn sich Menschen selbst fremd sind, dann verstehen sie eigene Verhaltens- und Beziehungsweisen nicht, weil sie diese von sich selbst nicht erwartet hätten oder sie sich selbst nicht zugetraut hätten. Nun kann man diese eigen-artigen aber nicht ganz eigenen Seinsweisen gelassen hinnehmen, einfach übergehen, oder aber bekämpfen, indem man es durch Training zu unterdrücken sucht. Wenn der Mensch das Andere im Eigenen nicht annehmen kann, wird er jedes Andere als Fremdes

---

112 Eine phänomenologische Annäherung an den Anspruch des Fremden findet sich bei Waldenfels 1990 und Waldenfels 2006
113 siehe Waldenfels 1997
114 Zur Frage nach dem Beginn und dem Ende des Fremden siehe Kronsteiner 2003, S. 381f.
115 siehe Wimmer 1990, S. 24f. und Wimmer 2004

abweisen. Bei Geburt sind wir uns selbst den Austrag unserer je eigenen Seinsmöglichkeiten schuldig. Obwohl wir bereits in utero dem Anspruch aus dem Man begegnen, indem wir kulturspezifische Geräusche, Klänge, Sprachen und Bewegungen aufnehmen, wesen wir zunächst im eigentlichen Sinne selbst an. Erst im weiteren Leben können wir der Uneigentlichkeit verfallen und unser Sein zumeist im Man-Selbst austragen. Wer zu lange an seinen eigentlichen Seinsmöglichkeiten vorbei lebt, engt im Bereich aller Existenzialien sein Dasein ein, sodass kaum mehr freie mitmenschliche Beziehungen möglich sind. In diesem Fall wird der Mensch zunächst das Eigene im Anderen suchen[116], und zwar nicht um sich selbst aus der Andersheit des Anderen zu verstehen sondern um das Andere weniger befremdend zu finden. Je mehr Eigenes ich im Anderen finde, desto weniger ängstigt das unheimliche Andere das uneigentliche Selbst. Solches In-der-Welt-Sein ist nur für die Uneigentlichkeit offen und entfernt sich umso mehr vom Selbst, je mehr es sich Selbst im Anderen sucht.

Die paradoxe Bewegung der Entfernung in der Annäherung zeichnet das fremde Selbst aus. Vom ursprünglichen Selbst-Sein bei Geburt über das Man-Selbst der spezifischen Enkulturation kann sich der Mensch im Verfallen selbst als fremd empfinden, sofern für ihn grundsätzlich das Anders-Sein mit dem Fremd-Sein zusammenfällt. Man kann sich an das fremde Selbst gewöhnen, sodass es das Dasein selbst-verständlich stimmt. Diese Selbst-verständlichkeit ist aber bestenfalls eine Fremd-verständlichkeit, wenn die dem befremdenden Anspruch des uneigent-lichen Selbst entspricht.
Fremd-verständlich sind wir vom differenzierenden Weltverhältnis durchstimmt und suchen nur nach Unterschieden zum Eigenen, das uns aber im Grunde ebenfalls fremd ist. Auch hier spüren wir die paradoxe Bewegung des fremden Selbst[117], das in der verzweifelten Suche nach Eigenem ausschließlich Fremdes finden kann und das im Fremden ebenfalls nur Fremdes finden kann. Exklusive Fremdverständlichkeit kann daher nur durch Aufbruch der Selbstverständlichkeit des eigenen Daseins geöffnet werden.
Begegnung mit dem Anders-Sein des Anderen kann den Menschen für den unheimlichen Grund des eigenen Existierens öffnen, wenn ihm in

---

116 Hier begegnen wir einer unterstellten Dichotomie von Kultur und Individuum, wie etwa bei Kronsteiner 2003, S. 372f.
117 Zum Fremden im Selbst siehe Kronsteiner 2003, S. 42

einer gelassenen mitmenschlichen Beziehung neue Horizonte des Welterschließens aufgehen. Interkulturalität wird so zu einem Weg der Selbsterkenntnis, interkulturelle Beziehungen entfremden uns von uns selbst.

3. Interkulturelle Therapie

3.1. Der anspruchsvolle Andere

Der Andere begleitet uns wesensmäßig. Es kostet jedoch Kraft, den leidenden Anderen zu begleiten und ihm durch unsere Fürsorge zu helfen. Umso schwieriger wird es, je mehr sich der Andere im Man aufhält und je mehr uns dieses andere Man anders erscheint. Aus dieser Quelle soll nun die Diskussion über die Andersheit des Anderen entspringen, um das weite Spektrum der Alterität beleuchten zu können.

Zunächst brauchen wir eine Grammatik des Anderen, in der das wesenhaft Andere vom anderen Mitmenschen und von den Anderen als eine Gruppe von Mitmenschen zu kontrastieren ist. Warum und inwiefern ist das Andere anders? Der Andere zeigt sich im Alltag immer als ein konkret Anderer. Welche Bedeutung hat der differenzierende Weltbezug für den Menschen und was zeigt sich in der Differenz eigentlich? Differenz und Andersheit sind genau zu trennen, bevor wir uns dem Seinsmodus des Anders-Seins nähern können.
Gewisse geschichtlich gewachsene Konstrukte müssen phänomenologisch destruiert werden, um den Blick auf das wesenhaft Andere freizugeben. Neben dem sozialen Konstrukt von Gender, in dem sich der Andere von der Anderen abhebt, wird uns das historische Konstrukt von Kultur beschäftigen, das zugleich auf ontischer Ebene auf das existenziale Man-selbst verweist und Alterität als Kategorie etabliert, um es dann institutionalisieren und funktionalisieren zu können. Zur Grammatik des Anderen gehört neben dem seinsmäßig Anderen naturgemäß auch das historisch Andere, also das Bereits-Andere und das Noch-Andere, sowie das räumlich Andere als Anderswo-sein.
Erst wenn wir diese Grammatik verstehen, wird die Bedeutung alltäglich verwendeter und oft manipulativ verzerrter Begriffe klarer. Nun erst können wir uns in einem zweiten Schritt dem Fremd-Sein widmen, ein privativer Modus des Anders-Seins, entstanden aus einem hierarchisch interpretierten Miteinander, aus beengenden Herrschaftsstrukturen. Das Werkzeug für die Beengung ist ein typisierendes Differenzdenken, ein stereotypisierendes Weltverhältnis, das wir im Alltag als Vorurteil kennen. Typisierung, Xenophobie und Herrschaft sind Phänomene, die unter das sehr variabel definierte Konstrukt von Kultur subsummiert werden können. Bei kritischer Betrachtung erscheint das Konzept von Kultur problematisch, wenn sie eher menschliche Seinsmöglichkeiten

einengt als öffnet, eher ungleiche Herrschaftsverhältnisse fördert als verhindert und Menschen eher trennt als verbindet.

Das Postulat von in sich geschlossenen und isolierten Kulturen war schon lange vor jeder Globalisierung in Wirklichkeit denkunmöglich, analog der Vorstellung von Menschen als abgekapselten Subjekten. Eine mitmenschliche Beziehung ist nicht inter-subjektiv, dann wäre sie nämlich eine Kapsel, die zwischen den anderen zwei Kapseln liegt und diese bestenfalls berührt. Wenn wir aber das Konzept der Intersubjektivität in Frage stellen, weil sie ein dissoziatives Menschenbild transportiert, dann erscheint das Konzept der Interkulturalität mehr als fragwürdig. Es hilft uns auch der Begriff metakulturell nicht weiter, da wir nicht über oder hinter den Phänomenen stehen können und unbeteiligt, kurz kulturlos Kulturen betrachten können. Ebenso transportiert der Begriff synkulturell die Vorstellung einer Synthese, die die jeweiligen Kulturen aufhebt und alltäglich wirkliche Differenzen negiert. Die Begegnung zweier Menschen kann auch nicht transkulturell sein, wenn wir nicht ein transzendentales Ego annehmen. Nach einer phänomengerechten Kulturkritik bleibt scheinbar nur noch die Destruktion des Kulturbegriffes und aller damit verbundenen Relationsbegriffe, um dann eine phänomenologische Re-Konstruktion des Begriffes Interkulturalität vollziehen zu können.

Erst nach Klärung der jeweiligen spezifischen Konzepte zu Kultur und Gesundheit sowie der sozioökonomischen Rahmenbedingungen ist der Konsens über ein Therapieziel überhaupt möglich, erst dann ist die Bedingung der Möglichkeit für eine interkulturelle Therapie gegeben. Der Therapeut wird zunehmend zum Koordinator, der Informationen über die fremde Kultur und Sprache, sowie über die jeweiligen lokalen Therapietraditionen im Umfeld des Klienten einholt. Vorausgesetzt wird eine Gelassenheit und Offenheit des Behandelnden, der sich undogmatisch auf das existenziale Anders-Sein des leidenden Mitmenschen einlässt, gleich an welchem geographischen Ort sie sich befinden.

Schließlich wird zu klären sein, welche Konsequenzen für die therapeutische Praxis sowohl in der eigenen Kultur mit Migranten als auch in fremden Kulturen zu ziehen sind. Bei aller Abstraktion und Komplexität der Thematik müssen wir uns aber über eines stets im Klaren sein: die Beschäftigung mit anderen Kulturen darf kein Fluchtversuch vor der eigenen Kultur sein, mit der man vielleicht unzufrieden ist. Interkulturalität kann nur gelingen, wenn wir das Eigene nach kritischer Reflexion annehmen können und gleichzeitig das Andere sein lassen vermögen, wie es sich von sich selbst her zeigt. Vielleicht können wir dann den Begriff Interkulturalität mit all seinen Limitierungen doch sein lassen um die eigene Kultur mit einer neuen Beziehungsweise zu bereichern: der Gelassenen Interkulturalität.

3.2. Fundamentale Psychotherapie

Viele spezifische Aspekte interkultureller Psychotherapie sind bisher aufzuzeigen gewesen, sowohl in einer theoretischen Grundlegung als auch in ihren praktischen Möglichkeiten. Wenn wir die unterschiedlichen psychotherapeutischen Schulen danach durchleuchten, ob sie die Kriterien für eine undogmatische interkulturelle Therapie erfüllen, so werden wir überall kulturspezifische Merkmale finden, die potenziell den Anderen kolonialisieren können. Interkulturelle Psychotherapie muss so flexibel und unkultiviert sein, dass sie universal anwendbar ist und gleichzeitig muss sie genaue Richtlinien vorgeben, um Manipulationen des Anderen durch individuelle Ansichten des Therapeuten zu verhindern. Es ist ein Grenzgang jenseits aller Grenzen.

Diese psychotherapeutische Schule gibt es nicht. Es kann sie gar nicht geben, weil die Schule als solche immer kulturspezifischen Richtlinien folgt. Die Weitergabe von Erfahrung und Wissen, also Aus- und Fortbildung von Menschen ist einerseits als unvermittelte mitmenschliche hierarchische Beziehung möglich, in der mehr als nur Lehrsätze vermittelt werden. Andererseits kann durch Pädagogik und Lehre institutionalisiert Wissen tradiert werden, indem man sich bestimmten selbstgesetzten Gesetzmäßigkeiten unterwirft. Die Verschulung von mitmenschlichen Beziehungen ist kulturspezifisch. Daher kann interkulturelle Psychotherapie keine eigene psychotherapeutische Schule sein. Sie muss die Grundlegung für therapeutische Schulen sein können. Aber sie kann nur unkultiviert und unstrukturiert vermittelt werden. Das heißt nicht dass sie ungeordnet und richtungslos verfasst ist, sondern dass sie nicht tradiert werden kann im Sinne einer kulturbegründeten und gleichzeitig kulturgründenden Tradition. Dies erfordert vom Lehrenden eine gelassene eigentliche Grundhaltung, in der er sein eigenes Man-Selbst kennt und sich nicht davon einschränken lässt. Zudem muss der Ausbildner das Man-Selbst des Auszubildenden kennen und dessen freies Selbst-Sein.

Nicht jeder kann interkultureller Psychotherapeut werden. Wenn ein Mensch es vorzieht, in eigenen Ritualen und Gewohnheiten zu verweilen, existenziell zu Hause zu bleiben, dann wird es ihn wohl kaum mit Freude erfüllen, wenn er unheimlich werden muss und seine Kultur in jedem Augenblick verlassen können muss.

Interkulturelle Psychotherapie kann keine klassische therapeutische Schule werden. Sie muss das Fundament für jede Psychotherapie sein. Daher wollen wir sie fundamentale Psychotherapie nennen[118]. Fundamentalpsychotherapie kann und möchte keine bereits bestehende therapeutische Richtung ersetzen, sondern jede Psychotherapie aus dem Horizont der Kulturspezifität aufheben und universale Möglichkeiten eröffnen. Fundamentale Psychotherapie ist keine Methode sondern eine Methodologie. Als Teil der Wissenschaftstheorie ist sie praktische Philosophie.

Sie begründet ein interdisziplinäres Mit-der-Andere-Sein und vereint Philosophie, Medizin, Psychologie, Soziologie, Kulturanthropologie und Sprachwissenschaften durch einen phänomenologisch-hermeneutischen Zugang. Die Sprache der fundamentalen Psychotherapie folgt der Grammatik des Anderen und der Grammatik des Fremden[119]. Sie entspricht zwar einem spezifischen Problem, nämlich der durch Migration und interkultureller Begegnung entstandenen Psychopathologie, bietet aber ein allgemeines Lösungsmuster für universale Fragestellungen. Nur jene Psychotherapie kann fundamental sein, die in allen drei Zeithorizonten jenseits geographischer Grenzen wirken kann. Fundamental bedeutet hier nicht dogmatisch oder intolerant, sondern einen Grund legend, haltend und eröffnend.

Die negative Konnotation des Adjektivs fundamental könnte vermieden werden, indem wir die substantivische Wurzel verwenden und den knorrigen Terminus Psychotherapiefundament etablieren. Hier überwiegt aber die Assoziation mit einem unbeweglichen, schweren, kantigen und abgeschlossenen Sockel, auf dem ein Überbau ruht. Ein Psychotherapiefundament ist vielleicht das psychische Leid der Mitmenschen oder pathogene gesellschaftliche Herrschaftsverhältnisse, mit diesem Fundament ist eher die Ätiologie und Pathogenese als die Therapie zu verstehen.

---

118 In Anlehnung an die Arbeit von Bowden 2006
119 Siehe Kapitel 2.1 und 2.3.5.

In diesem Kontext gilt es auch die Bezeichnung für den Therapeuten, der fundamentale Psychotherapie betreibt, zu prüfen. Wohl kaum wird man ihn psychotherapeutischer Fundamentalist nennen, weil die Assoziation mit einem dogmatisch verblendeten Scholastiker nahe läge. Eben so wenig wird er als fundamentaler Psychotherapeut gelten, außer man möchte seine Großartigkeit betonen. Fundamentalpsychotherapeut wäre die adäquate Benennung des gelassenen interkulturellen Psychotherapeuten. Wir dürfen natürlich nicht vergessen dass letztendlich jeder Terminus, jede konkrete Berufsbezeichnung erst recht kulturspezifisch und folglich für das Konzept der fundamentalen Psychotherapie fragwürdig ist.

In den Worten Fundament, Psyche und Therapie begegnen uns Konzepte aus der europäischen Antike die in anderen Kulturen aus einem anderen Horizont beleuchtet werden und die in ihrem Anders-Sein unvergleichbar anspruchsvoll sind. Zudem erklingt dieser Anspruch in der je eigenen Sprache und schöpft so aus dem spezifischen Selbst. Die deutsche Bezeichnung Fundamentalpsychotherapeut ist somit unübersetzbar. Andererseits west dieser Anspruch durch den abgründigen Grund des Ganzen und spricht damit den Menschen in seinem Menschsein an. Somit wird jede Kultur in ihrer je eigenen Sprache einen Terminus für Menschen finden, die die Beziehungskunst erlernen welche wir als fundamentale Psychotherapie bezeichnen.

Möchten wir verhindern, dass eine fundamentale Psychotherapie in Analogie zu spezifischen therapeutischen Schulen zwar den Anspruch auf Interkulturalität stellt, aber erst recht durch zentristische Regeln den Anderen kolonialisiert, so muss die Weitergabe der Erfahrung der interkulturellen Beziehungskünstler kulturübergreifend organisiert sein. Schwierig wenn nicht naturgemäß unmöglich erscheint die Institutionalisierung fundamentaler Psychotherapie, da jede größere stationäre Institution zu einem Zentrum werden kann, in dem Dogmen entstehen. Einerseits braucht es einen regionalen Mikrokosmos, in welchem der Erfahrene sein Wissen einem Mitmenschen in dessen gewohnter Umwelt weitergibt, um bereits vorhandene lokale Ressourcen optimal nützen zu können. Andererseits muss ein Makrorahmen diese Beziehungen erst ermöglichen.

Es darf nicht zu einem Export psychotherapeutischen Wissens kommen, als wüsste der Fundamentalpsychotherapeut mehr als der angehende Therapeut am jeweiligen Ort. Missionarisch würde dann das Konzept fundamentaler Psychotherapie verbreitet, das durch keine Mission erfasst werden kann. Keine Institution kann als Zentrum Meister entsenden, die global psychisch kranke Menschen heilt, ohne kolonialisierend zu wirken. Den Fallgruben der Interkulturalität können wir nur entkommen, wenn überall dort wo ein Bedarf entsteht auch dieser Mikrokosmos entstehen kann.

Es müssen Rahmenbedingungen gegeben sein, in dem das Klima für den therapeutischen Mikrokosmos rasch vorbereitet, also in Krisensituationen fundamentale Psychotherapie vor Ort angeboten werden kann. Als psychotherapeutischer Makrokosmos muss es kulturunabhängig und damit nationen- und regierungsunabhängig organisiert sein. Gleichzeitig braucht es die Anerkennung des Bedarfes und des Nutzens fundamentaler Psychotherapie durch die Weltgesundheits-Organisation, um den Eindruck eines konkurrierenden Verhältnisses zu anderen therapeutischen Schulen zu vermeiden. Denn zu recht stellt sich die Frage: Wer braucht eine fundamentale Psychotherapie?

Aus der Perspektive des Patienten können wir die Antwort auf die Formel reduzieren: Jenen Menschen kann durch fundamentale Psychotherapie geholfen werden, die erstens unter den Folgen der Migration und Interkulturalität selbst leiden und zweitens jenen, die die Unkultiviertheit des Therapeuten brauchen um psychisches Leiden zu vermindern. Pathogenetisch die Entstehung des beschriebenen Leidens zu analysieren, würde den Rahmen einer Diskussion der Grundlagen interkultureller Therapie überschreiten. Eine phänomenologisch-hermeneutische Beleuchtung interkultureller Psychopathologie ist zurzeit noch ausständig. Zumal der Bedarf aus philosophischer Perspektive ein wesentlicher ist.

Jeder Bedarf ist als Bedürfen eine Weise der Offenständigkeit des Menschen. Somit muss dem Bedarf eines Mitmenschen aus unserem Mitsein heraus entsprochen werden, wollen wir seinsgemäß anwesen. Wenn wir auf die oben gestellte Frage philosophisch antworten wollen, dann müssen wir feststellen, dass jeder Mensch wesenhaft eine fundamentale Psychotherapie brauchen kann. Daher kann die Arbeit der Therapeuten nur in einem Rahmen glücken, der universal abgesichert ist und keinen sozioökonomischen Erschütterungen ausgesetzt ist. Nur so kann jedem Menschen interkulturell psychotherapeutisch geholfen werden, ohne ihn zu neokolonialisieren.

Anhand eines Manuals für fundamentale Psychotherapie kann die konkrete therapeutische Arbeit beschrieben werden, um ein Bild dieser Therapiemöglichkeit zu vermitteln, aber vor allem um auf die Gefahren interkultureller Psychotherapie hinzuweisen. In diesem Manual muss viel mehr enthalten sein, was alles nicht fundamentale Psychotherapie ist, denn die aktuelle therapeutische Beziehung ist immer vom jeweiligen Man-Selbst abhängig, das bereits vorhandene lokale Ressourcen impliziert. Fundamentale Psychotherapie ist anspruchsvoll: sie muss ohne Organisation organisiert sein und ohne Kultur interkulturell helfen.

3.3. Die Therapie des Anderen

Die Grammatik des Anderen weist uns einige Antworten auf die Frage, wie wir die Frage nach dem Anderen überhaupt richtig stellen. Was ist das *Andere*? Zunächst mussten wir sehen, dass die Frage nach dem Anderen selbst nur durch ein differenzierendes Weltverhältnis durch Andersheit als Eigenschaft beantwortet werden kann. Dann haben wir uns gefragt, Was ist *das* Andere? Es sind die konkreten Mitmenschen oder unsere Um-Welt, die uns als das Andere im Alltag immer ansprechend begegnen. Im nächsten Schritt zeigte sich das Wesenhafte. Was *ist* das Andere? Die Analyse des Seinsmodus enthüllte das Anders-Sein als Für-Das-Andere-Sein. Und schließlich: *Was* ist das Andere? Das Andere kann nicht nur Seiendes sein, sondern auch das Göttliche, die Zeitlichkeit oder die Räumlichkeit, wobei die Versammlung des Anderen der heimatliche Ort unseres In-der-Welt-Seins ist.

Für die Praxis der Psychotherapie ist die Bedeutung dieser Überlegungen nicht zu unterschätzen. Wir wollen die Konsequenzen auf jene Behandlung beschränken, die interkulturelle Psychotherapie genannt wird. Wenn Kultur keine Grenzen hat und kein Raum ist, weil sie selbst in einen Raum eingelassen ist, dann gibt es auch keinen Zwischenraum zwischen den Kulturen, dann gibt es eigentlich auch keine Interkulturalität. Somit ist der Terminus interkulturelle Psychotherapie irreführend. Andererseits begegnen uns im Alltag nicht nur die Anderen selbst, sondern nicht selten die Probleme in alltäglichen Beziehungen zu Anderen.
Die problematische Begegnung mit dem Anderen, der aus einer anderen Kultur schöpft, wollen wir Interkulturalität nennen. Wir haben versucht zu zeigen, dass diese Probleme durch ein privatives Für-Den-Anderen-Sein und durch gegnende Manipulation durch das Man entstehen. Der Andere

kann weder ausgegrenzt werden, noch ist er interessant wie ein Objekt. Das Interesse an fremden Kulturen und an Interkulturalität schafft mehr Grenzen, als sie vielleicht beseitigen möchte. Probleme mit dem Anderen können nur durch ein seinsmäßiges Antworten auf den ansprechenden Anderen vermieden werden, denn der Andere begleitet uns wesensmäßig.

Wie begleiten wir als Therapeuten den Anderen als Klienten? Zunächst müssen wir häufige alltagssprachliche Nivellierungen in der Grammatik des Anderen kennen. Dann müssen wir uns auf die konkrete Sprache des Klienten einlassen. Der An-spruch des Klienten erwartet einen entsprechenden Therapeuten, der gegebenenfalls einen Dolmetscher braucht, der die Bedeutung der Worte von einer Welt in die andere Welt hinübersetzt. Allerdings gründen wir damit einen genuin anderen Beziehungsraum, der auch dem leidenden Mitmenschen helfen kann, aber eben eine andere Beziehung ist als die ursprüngliche therapeutische Beziehung von Analysand und Klient.

Wichtig erscheint die Kenntnis des Man-selbst in der Begegnung mit dem Anderen. Der Therapeut muss sein eigenes und das Andere Man und dessen Konstrukte gut kennen, um auch gegebenenfalls Vorurteile und uneigentliche differenzierende Konzepte in der Beziehung anwesen lassen zu können. Auch die Kenntnis der Therapiemöglichkeiten in der Kultur des Klienten öffnet den Therapeuten weiter für die Bedürfnisse und Erwartungen des Anderen. Viele Antworten auf die Frage nach dem Anderen gründen nämlich in der je eigenen Kultur, wie etwa zum Verständnis von Krankheit, Migration, Fremdheit oder Ausgrenzung. Diesen spezifischen Antworten muss vor jeder Therapie ein grenzen-loser Raum zukommen. Wir haben versucht, den alltagssprachlich funktionalisierten Kulturbegriff als einengend und gegnend auszuweisen und dem Therapeuten wesensmäßige Antworten zu nivellierten Begriffen zu weisen. Denn der Therapeut sorgt sich nicht nur um das Wohlsein seines Klienten, sondern immer auch um die Versammlung des Anderen als seine eigene Heimat. Psychotherapie ist immer schon Kulturkritik, da sie ein differenzierendes Weltverhältnis von einem gelassendem offenen Seinsvollzug in der je anderen Welt auf einer anderen Ebene verortet. So ist die therapeutische Beziehung ein Ort der kulturellen Erneuerung, auch wenn oder gerade weil das Setting der Psychotherapie aus einer spezifischen Kultur entstanden ist. Daher kann jede therapeutische Richtung den Anderen durch sein Weltbild kolonialisieren und manipulieren, gleich ob der Klient oder der Therapeut aus einer anderen Kultur schöpfen. So kann Psychotherapie zu einer Brücke zwischen

Kulturen werden, über die noch mehr Gegnung transportiert wird und das Ufer noch weiter von dem Anderen entfernt wird. Die Folge ist eine metapsychologische Kolonialisierung und Nivellierung des Anderen durch die therapeutische Schule und ihre Definition von Gesundheit, durch die ein kulturspezifisches Welt- und Menschenbild transportiert wird.

Die Bedingung der Möglichkeit für eine Therapie des Anderen ist erfüllt, wenn der Therapeut sowohl kulturunabhängige sprich existenziale als auch kulturspezifische Phänomene in einer gelassenen und offenen Grundhaltung anwesen lassen kann. Dadurch sollen sowohl Pathologisierung als auch Romantisierung des Anderen durch den Therapeuten vermieden werden. Dieser muss die vom jeweiligen Man gesetzten Grenzen kennen, auch sozioökonomische Rahmenbedingungen genannt, damit die Begleitung den Anderen nicht mehr belastet als frei werden lässt für seine eigentlichen Seinsmöglichkeiten. Auf diese Gefahren hinzuweisen und eine wesensmäßige Sicht freizugeben, darin liegt die Bedeutung einer Analyse der Grammatik des Anderen für die Praxis der Psychotherapie.
Denn interkulturelle Psychotherapie sucht den Anderen in dessen je eigenen Welt auf, ob wir diese nun Kultur nennen oder nicht, und ob wir diese verstehen oder nicht. Anstatt Differenzen vollständig verstehen und folglich auflösen zu wollen, ist für die entsprechende Therapie des Anderen eine grenzenlose Offenheit für das Anders-Sein des Anderen erforderlich. Derart kann die Umstimmung des immer schon gestimmten Verstehens gelingen.

3.3.1. Therapeutische Methodenwahl

Nun nähern wir uns der aktuellen interkulturellen therapeutischen Beziehung in einer Synopsis der zu beachtenden Parameter. Bevor sich der Therapeut für ein Therapiekonzept entscheiden kann, müssen bereits im Vorfeld wichtige Informationen eingeholt werden. Wiederholt wurde auf die Bedeutung der Vertrautheit mit dem Man-Selbst des Klienten hingewiesen.
Vor einer interkulturellen Psychotherapie gilt es zunächst die lokalen Therapiemöglichkeiten zu kennen. Was wir als moderne Psychotherapie bezeichnen, meint eine mitmenschliche Beziehung die bereits in der Antike beschrieben ist und leidenden Mitmenschen in allen Kulturen geholfen hat. Und was wir postmodern als Migration kennen, war

unabhängig von der historischen Epoche und von einer spezifischen Kultur je schon ein universales Phänomen. Interkulturelle Psychotherapie ist demnach keine wissenschaftliche Erfindung der europäischen Moderne und schon gar nicht der Aufklärung, sondern die Erfüllung eines genuin menschlichen Bedürfnisses. Jede Kultur hat im Lauf der Geschichte Psychotherapie als definierte, hierarchische Beziehungsform für sich erfunden, weiterentwickelt und tradiert. Jede der dadurch entstandenen unzähligen Psychotherapieformen hat den kultur- und epochenspezifischen Bedürfnissen der Menschen entsprochen, wie auch die mitteleuropäische Psychoanalyse.

So finden wir heute in jeder Kultur eine reiche Fülle an vergangenen und gegenwärtigen Therapiemöglichkeiten, die mehr oder weniger den aktuellen Bedürfnissen der Menschen entsprechen können. In dieser Entwicklung des Vergessens alter Konzepte und der Entwicklung neuer Therapiemöglichkeiten kann im Übergang einiges übergangen werden, sodass die lokalen Ressourcen plötzlich insuffizient werden.

Diesen Übergang gilt es zu entdecken und auf die Wirksamkeit therapeutischer Interventionen zu prüfen, wenn wir als Therapeuten in einer anderen Kultur arbeiten wollen. Wenn die lokalen Therapiemöglichkeiten ausreichen, dann ist es Aufgabe des Fundamentalpsychotherapeuten, auf diese hinzuweisen und sich zurück zu ziehen. Oft sind die vorhandenen Möglichkeiten zwar wirksam, allerdings aus strukturellen Gründen nur wenigen Menschen zugänglich. Hier muss der Therapeut Kenntnis über die Rahmenbedingungen wie sozioökonomische Strukturen gewinnen um den Stellenwert seiner Arbeit beurteilen zu können. Zusätzlich muss er die spezifischen Konzepte über Krankheit und Heilung kennen, die eine Bedingung der Möglichkeit für eine fundamentale Psychotherapie sind. Wird etwa Heilung ausschließlich durch spirituelle Kräfte erwartet, so wird man mit einer nichtspirituellen therapeutischen Beziehung den Klienten nur verunsichern können.

Gleiches gilt auch für interkulturelle Therapie im Migrationsprozess, wenn also umgekehrt der Patient in die Kultur des Therapeuten eingewandert ist. Auch in diesem Fall muss der Therapeut die persönlichen und kulturspezifischen Vorstellungen des Klienten zu Krankheit kennen, um die optimale Bertreuung aus dem Spektrum der lokalen therapeutischen Ressourcen seiner eigenen Kultur empfehlen zu können. Die Entscheidung für die richtige Methode für den jeweiligen Klienten muss immer einem differenzierten und selbstkritischen Auswahlverfahren entspringen, aber in der interkulturellen Therapie begegnen wir oft zusätzlich uns bislang unbekannten Konzepten über Psychopathologie und Therapie. Als Fundamentalpsychotherapeut werden wir somit in der Diskussion der adäquaten Methodenwahl den Modus der jeweiligen interkulturellen Psychotherapie berücksichtigen müssen. Drei Subtypen fundamentaler Psychotherapie können wie in Tabelle 1 zusammengefasst angenommen werden.

Typus	Bezeichnung	Klient	Therapeut	Dauer
1	fundamentale Krisentherapie	in eigener Kultur	fährt in andere Kultur	kurz
2	fundamentale Therapiemigration	in eigener Kultur	lebt in anderer Kultur	lang
3	fundamentale Migrationstherapie	in anderer Kultur	lebt in eigener Kultur	mittel

Tabelle 1: Subtypen fundamentaler Psychotherapie

Vor jeder Methodenwahl müssen wir die unterschiedlichen Möglichkeiten der drei Subtypen berücksichtigen, bevor wir überhaupt mit der Arbeit beginnen können. Unsere Methode wird sich bei Typus 1 auf eine kurze Behandlungsdauer ausrichten, da eine ergiebige Vorbereitung in Krisensituationen nicht möglich ist und somit die Anforderungen an eine fundamentale Psychotherapie nur in einem Mindestmaß erfüllt werden können. Im Fall der Therapiemigration wird sich der Therapeut auf die für ihn neue Kultur einlassen können und nach Bedarf auch längere Therapiemethoden auswählen. Schließlich wird die Migrationstherapie in Typus 3 so erschöpfend wie notwendig sein, aber durch limitierte Rahmenbedingungen zumeist zeitlich auf eine mittellange Therapiedauer beschränkt sein.

Üblicherweise richtet sich die Wahl der psychotherapeutischen Methode nach der Pathologie und nach dem Therapieziel das der Klient selbst definiert. In der interkulturellen Psychotherapie sind diesen Grundprinzipien die Grenzen durch die spezifischen Rahmenbedingungen übergeordnet.

Psychotherapeutische Begegnung ist zwar ein universales Ritual[120], doch haben sich in verschiedenen Kulturen unzählige Weisen etabliert, wie und wo sich Menschen für das therapeutische Ereignis treffen. Diese

---

120 siehe Kapitel 1.2.

Art von Rahmenbedingungen wollen wir als zweiten Schritt im Prozess der Methodenwahl als Setting identifizieren, das in jeder einzelnen mitmenschlichen Beziehung zumindest in kleinen Details immer variieren wird. Somit ist es nahezu unmöglich ein universal gültiges interkulturelles Setting zu beschreiben.

Da die Methode das Setting vorgibt und den konkreten Rahmen der therapeutischen Begegnung definiert, können wir abhängig vom Typus der fundamentalen Psychotherapie drei allgemeine Settingvarianten unterscheiden (siehe Tabelle 2). Auch hier werden wir erkennen, das die Wahl des Settings in erster Linie situativ entschieden wird und nicht wie sonst primär an die Pathologie persönlich angepasst. Dies ist ein spezifisches strukturelles Problem interkultureller Psychotherapie, das naturgemäß nur strukturell gelöst werden kann.

Mit anderen Worten sind die drei Grundtypen tief mit den gegebenen sozioökonomischen und politischen Wurzeln verbunden, die ja die vorliegende Psychopathologie zum Teil mitverursachen können. Verändert man im Rahmen fundamentaler Psychotherapie diese Wurzeln, so verändert man immer auch die gesamte Gesellschaft. Interkulturelle Psychotherapie ist immer schon eine politische Intervention.

Typus	Setting	Vorteil	Nachteil
1	an akute Situation adaptiert	maximale Flexibilität	kein dauerhafter struktureller Halt
2	an lokalen Rahmen adaptiert	optimaler Raum für das Anders-Sein	Therapeut erlernt fremdes Ritual
3	entspricht Rahmen des Therapeuten	Therapeut kennt alle Ressourcen	Klient erfährt fremdes Ritual

Tabelle 2: Settings fundamentaler Psychotherapie

In den Nischen gesellschaftlicher Herrschaftsstrukturen sind die je eigenen Möglichkeiten des Menschen verborgen, um das Man-Selbst verändern zu können und sich ein seinsgemäßes Dasein zu ermöglichen. Eine dieser Nischen sind die Träume. Jeder Mensch träumt und jeder Mensch hat ein Gefühl dafür, was ihm persönlich ein Traum sagen kann. Jede Kultur tradiert zusätzlich kollektive Interpretationen von besonders häufigen Träumen, weil sich die Traumphänomene besonders wirksam in Rituale, Mythen und andere Austragsmöglichkeiten des Man einbauen lassen.

Träume des Einzelnen speisen die künstliche Traumauslegung der Allgemeinheit. Hier ist die Kunst des Fundamentalpsychotherapeuten gefordert, in einer interkulturellen Traumauslegung die je eigenen neuen Seinsmöglichkeiten des Klienten zu entdecken und von den kollektiven Interpretationen zu unterscheiden. Je nach Wahl der therapeutischen Methode wird die Bedeutung von Träumen unterschiedlich gewichtet sein. Erst in einem dritten Schritt wird sich nach der Frage nach Zeit und Raum, also Intensität und Setting, die Frage nach dem träumenden Dasein stellen. Träume finden natürlich nicht nur in Worten einen Ausdruck, sondern kommen auch in Bewegungen, Gesten und künstlerischem Seinsaustrag zu Wort. Interkulturelle Psychotherapie ist wesenhaft von dieser unermesslichen Vielfalt an Möglichkeiten des Traumaustrages und der Traumauslegung angesprochen, die methodologisch den Therapeuten in jeder Begegnung anders fordert.

Wie auch immer die Entscheidung für eine Methode getroffen wird, erscheint immer die Auffassung von einer therapeutischen Methode als Dogma obsolet zu sein. Denn Dogmen sind historisch gewachsene Weltanschauungen, die Klarheit und Eindeutigkeit vermitteln, weil sie nicht verhandelbar sind. Aber in der interkulturellen Psychotherapie begegnen wir jenseits von Eklektizismen einer spezifischen Flexibilität, die eine äußerste Offenheit für das Anders-Sein des Anderen fordert und dadurch eine neue Beziehung zulässt, die nicht auf einem grundlegenden therapeutischen Dogma beruhen kann. Zu warnen ist natürlich auch vor jeder Art von Eklektizismus, der ein Mosaik an Dogmen erstellt und nach belieben Teile von Konzepten oder Techniken auswählt und als Psychotherapiekonglomerat erscheint. Hier wird nämlich selbst das historisch gewachsene und tradierte Dogma zerrissen, womit der Kontext des ursprünglichen Konzeptes verloren geht.

Der fundamentalen Psychotherapie liegt eine Variabilität der Methode zu Grunde, die in der Tradition der Psychotherapie eine neue Erfahrung ermöglicht. Eine grenzenlose gelassende Offenheit des Therapeuten entspricht dem anspruchsvollen Anderen in der interkulturellen Begegnung und verlangt eine ebenfalls entsprechende Methode die die weitere therapeutische Beziehung definiert. Während in der konventionellen Psychotherapie der Therapeut nach abgeschlossener Ausbildung seine erlernte Methode nicht verlassen muss und ein konstanter Rahmen vorgegeben ist, setzt sich der Fundamentalpsychotherapeut einer Pendelbewegung aus. Und zwar nicht, indem er zwischen Kulturen oszilliert und seine eigene Identität laufend ändert, sondern in der Bewegung zwischen Methoden, die eine einzige Gemeinsamkeit haben: sie sprechen die Sprache gemäß der Grammatik des Anderen.

Der Anspruch des Anderen in seinem Anders-Sein bestimmt die interkulturelle therapeutische Beziehung. Unter Berücksichtigung der Grammatik des Fremden müssen beidseitige Vorurteile angesprochen und entsprechend der Grammatik des Anderen anwesend sein können. Andernfalls verbirgt man wichtige Gestimmtheiten und das entscheidende Weltverhältnis des Klienten und des Therapeuten, also der therapeutische Raum kann sich nur uneigentlich zeigen. Diese Verfälschung kann man in Phänomenen der Gegenübertragung analysieren, wesentlich erscheint dabei die Annahme des eigentlichen Offenständig-Seins des Anderen in der genuin therapeutischen Beziehung. Wie bereits erwähnt, ist jede mitmenschliche Beziehung von Vor-Urteilen vorgestimmt. Diese Vorstimmung wird ihrerseits durch spezifische Wert- und Weltbilder mitgestimmt.

Die mitgestimmte Vorstimmung löst den Widerspruch eines globalisierten und vereinheitlichten Menschenbildes und einer unterstellten subjektiven Autonomie eines konsequent individualisierten Kulturbegriffes. Weder ist jeder Mensch für sich eine eigene Kultur, noch lassen sich Unterschiede nivellieren. Dies gilt für jede interkulturelle Beziehung, besondere Beachtung findet die mitgestimmte Vorstimmung in der Methodenwahl im Rahmen der Praxis in anderen Kulturen. Denn zunächst hat der Fundamentalpsychotherapeut die jeweiligen Konzepte und Mythen des Man-Selbst des Klienten kennen zu lernen, einerseits in der theoretischen Vorbereitung, andererseits am Beginn der therapeutischen Beziehung. Hier wird der Raum für tradierte Therapiekonzepte eröffnet und erträumten, erhofften, erwünschten Heilungsphantasien der angemessene Ort zuteil. Fließend ist der Übergang von kulturellen Vorgaben zu je eigenen Vorstellungen und Utopien zum Wesen des Menschen. Jeder Mensch hat seine persönliche Anthropologie.

Nur auf diese Weise können die persönlichen Bedürfnisse des Anderen eingeräumt werden, nur so kann das Man-Selbst vom eigentlichen Selbst unterschieden werden. An dieser Wegmarke wird gemeinsam das weitere Vorgehen besprochen, welches in der klassischen Psychotherapie Methodenwahl genannt wird. Dieses Konzept der tradierten und konservierten Methode mit zugewiesenen Techniken scheint aber im Lichte der mitgestimmten Variabilität zu verblassen. Hier geht die Theorie in der Praxis auf und wird zum Grund der sich selbst entzieht. Hier geht die Methode in der Beziehung auf.

3.3.2. Interkulturelle Therapieversuche

Wiederholt wurde auf klassische Ansätze der psychotherapeutischen Kunst verwiesen, die historisch Meilensteine interkultureller Psychotherapie gesetzt haben. Der nun folgende kurze Abriss der bisherigen Therapieversuche stellt nicht den Anspruch auf Vollständigkeit, sondern versucht die wesentlichen Unterschiede der Methoden in ihrer je eigenen Grammatik des Anderen zu konturieren, um retrospektiv die Probleme der Methodenwahl besser illustrieren zu können.

Die wahrscheinlich bedeutendste Pionierarbeit hat wohl bislang die Psychoanalyse geleistet[121]. Im tiefenpsychologischen Konzept ist der Gedanke von Universalien naturgemäß enthalten, ganz abgesehen von kulturtheoretischen Arbeiten selbst[122]. Es verwundert daher nicht weiter, dass Analytiker wie Paul Parin[123] die Theorie Freuds mit Feldstudien in anderen Kulturen auf ihre universelle Gültigkeit prüfen wollten. Wie in der Wissenschaft nicht unüblich, erhält man nur methodenspezifische Antworten, solange man innerhalb der Grenzen der spezifischen Methode bleibt. Theorieimmanente Beobachtungen sind in der Anthropologie Tautologien, die nur den Untersuchten, nicht aber den Untersucher überraschen dürfen. Wenn nun interkulturelle Psychoanalyse Triebmodelle in anderen Kulturen wiederfindet, indem sie die Anderen einem eurozentristischen Therapiekonzept unterwirft und dafür als Forschungsobjekte bezahlt, dann ist wohl der Vorwurf berechtigt, dass die Weißen zu viel denken. Denn Psychotherapie als Wissenschaft vom Menschen darf sich nicht durch traditionelle wissenschaftliche Instrumente operationalisieren lassen, da mitmenschliche Beziehungen selbst von ihrem Wesen her nicht operationalisierbar sind. Psychotherapie ist als Beziehungskunst nicht in Feldforschungen erforschbar. Sehr wohl können wir Einzelaspekte aus dem Gesamtkontext entfernt vermessen und sogar quantifizieren, wenn es sozioökonomische Rahmenbedingungen fordern. Aber die Bestätigung einer wissen-

---

121 Ein Überblick über wesentliche Thesen interkultureller psychoanalytischer Therapie findet sich in Möhring/Apsel 2001
122 Siehe etwa Freud 2000
123 Parin 2006

schaftlichen Hypothese wie etwa der Triebtheorie in fremden Kulturen erscheint keiner Beziehungskunst gerecht werden zu können[124].

In der psychoanalytischen Tradition entstand nun die Ethnopsychoanalyse, die in zahlreichen Arbeiten[125] individuelle psychische Faktoren für die Entstehung von verschiedenen Kulturen untersucht und wichtige Erkenntnisse über Interkulturalität gewonnen hat. Jedoch finden sich wesentliche Limitierungen in der Annahme des Unbewussten als universale Wesensbestimmung des Menschen und methodologisch im kulturvergleichenden Vorgehen. Denn der Vergleich von Ethnien in Hinsicht auf gehäufte Psychopathologien[126] führt letzten Endes zu Typisierungen und Typologien, die in Hierarchien und Stigmatisierungen den Anspruch des Anderen überhören. Das Unverständnis des Anderen wird dann durch unbewusste Prozesse erklärt, also systemimmanent durch das eigene Modell verifiziert[127]. Trotz dieser Einschränkungen gelangte in weiterer Folge die ethnopsychoanalytisch orientierte Politologie[128] zu bedeutsamen Ergebnissen, indem sie die bis dahin unterbelichtete soziologische Perspektive interkultureller Psychotherapie erweiterte.

Obzwar die Ethnopsychoanalyse die Soziologie verstärkt in ihren Untersuchungen einbezogen hatte, konnte die Interkulturelle Systemische Therapie in dieser Hinsicht noch zahlreiche Aspekte ergänzen. Naturgemäß beschreibt jedes Konstrukt zu Kultur gesellschaftliche Systeme die sich nach gewissen Gesetzen zu einander verhalten. In so fern denkt jede interkulturelle Philosophie systemisch und muss jede interkulturelle Psychotherapie systemtheoretische Aspekte reflektieren. Bedauerlicherweise scheint neben vereinzelten Arbeiten[129] eine systematische Darstellung systemischer interkultureller Psychotherapie noch ausständig zu sein. Auch erscheint die kritische Analyse des Konstruktivismus in seiner Bedeutung für die Entstehung von Vorurteilen und Rassismus in kultürlichen Systemen noch unterbelichtet. Denn ohne

---

124 Kritische Bemerkungen zum psychoanalytischen Weltbild und ihre Konsequenzen für interkulturelle Psychotherapie finden sich bei Reichmayr 2003a, S. 185ff. und Kakar 1997, Kakar 2003, Clement/Kakar 1993, Bin 1995 und Doi 2002

125 etwa in der Reihe Ethnopsychoanalyse 1991-2001

126 siehe Kleinmann/Good 1985

127 Ein ausführlicher Überblick über die Geschichte der psychoanalytisch orientierten interkulturellen Psychotherapie findet sich bei Reichmayr 2003b und in Haase 2002

128 als wichtige Wegmarke siehe Lipowatz 1998

129 Kronsteiner 2003, Oesterreich in Heise 1990

Konstrukte gäbe es keine Kultur und umgekehrt. Nur im Man-Selbst sind Konstrukte bedeutsam, das Konstrukt ist das Uneigentliche schlechthin.

Weitere interkulturelle Therapieversuche sind für die Verhaltenstherapie und die Positive Psychotherapie beschrieben, wobei sich Letztere selbst genauer als transkulturelle Psychotherapie bezeichnet. Es sei zur Verhaltenstherapie[130] nur bemerkt, dass sie für posttraumatische Kurztherapien zur Symptomlinderung im Sinne einer einspringenden Fürsorge wahrscheinlich auch im interkulturellen Kontext die akut wirksamste Methode darstellt. Nur birgt jede Annahme eines gewissen Normverhaltens und der Korrigierbarkeit von eingelernten Verhaltensmustern die Gefahr von Typisierung, Stigmatisierung und Manipulation des Anderen durch eine Art therapeutische Dressur in sich. Aber auch hier scheint noch viel Raum für zukünftige interkulturelle Forschung zu bleiben.

Transkulturelle Psychotherapie[131] wiederum weist auf eine konzise Analyse bikultureller Psychopathologien vor, die auf eine reiche therapeutische Erfahrung gründet. Das Präfix trans versucht eine Brücke zwischen zwei Kulturen zu schlagen, die aber dennoch das Bild von isolierten Kulturkreisen vermittelt, die sich nicht berühren, sondern lediglich künstlich verbunden werden können[132]. Bikulturelle Therapie schließt durch den geforderten Dialog zwischen den Kulturen einen Polylog aus und wird so dem umfassenden Anspruch der Andersheit des Anderen nicht gerecht. Schließlich wollen wir das interkulturelle Katathym Imaginative Bilderleben[133] erwähnen, die ihren Fokus in der Exploration der inneren Bilder von der Heimat verortet. Wenn der Anspruch des Bildes als solches ankommt und nicht als Symbol gedeutet wird, dann wird dieser Methode in der interkulturellen Psychotherapie ein wichtiger Platz in der Analyse des Man qua Heimat zukommen. Vorsicht wird aber in der Vorherrschaft eines eurozentrischen Bildverständnisses geboten sein, ebenso wie beim abendländischen Konzept der Katathymie. Wertvoll wird das Beachten dieser anfallsartigen Gefühlsumschwünge in häufigen Phänomenen der Migration, wie etwa im sogenannten Kulturschock, der wohl nicht selten Anlass für den Beginn einer interkulturellen Psychotherapie sein kann.

---

130 Haratini in Heise 1990
131 Wie etwa bei Peseschkian 2002
132 Wir haben auf das Problem des Terminus Transkulturalität bereits in der Einleitung hingewiesen.
133 Heise in Heise 1990

Dieser kurze Überblick über bisher publizierte interkulturelle Therapie-methoden wollte die Fülle der Möglichkeiten einer Auslegung der Grammatik des Anderen aufzeigen und gleichzeitig den Horizont zahlreicher offener Fragen eröffnen. Stets begegnen wir der Gefahr der Manipulation und Neokolonialisation des Anderen durch traditionelle eurozentristische psychotherapeutische Verfahren, sodass wir uns nun möglichen alternativen Lösungen widmen wollen.

3.3.3. Interkulturelle Therapie in der Kultur des Klienten

Auf der Suche nach der adäquaten Methode für interkulturelle Psycho-therapie sind wir auf die Grundlegung durch eine Fundamentalpsycho-therapie gestoßen, die im Gegensatz zu bisherigen Therapieversuchen explizit dem Anspruch des Anderen in dessen je eigener Grammatik entsprechen möchte. Wir haben dabei drei Grundtypen fest gelegt, wobei der Klient beim dritten Typ seine eigene Kultur verlässt. Zunächst wollen wir das Wesen der fundamentalen Krisentherapie und der funda-mentalen Therapiemigration ergründen, indem wir unsere theoretischen Überlegungen zur Grammatik des Anderen und der Grammatik des Fremden in ihrer praktischen Anwendbarkeit überprüfen.

Der Andere ist und bleibt anspruchsvoll. Seine Sprachlichkeit ist immer wesensmäßig, seine konkrete Sprache gehört zu seiner je eigenen Welt. Gerade in Krisensituationen ist das Bedürfnis nach Geborgenheit und Schutz durch das Eigene gesteigert, sodass der Fundamentalpsycho-therapeut immer zunächst ein störender Anderer sein wird. Der Andere stört mich in seinem Anders-Sein wenn meine Seinsmöglichkeiten eingeschränkt sind. Krisen die etwa durch ein Trauma ausgelöst sind bedeuten eine Einengung aller Existenzialien. Im Mitsein zieht sich der Traumatisierte auf seine engsten Bezugspersonen zurück, er ist nur für das Vergangene offen, im Leiben sinkt er in sich zusammen, in seiner depressiven Verstimmung ist er nicht frei im Austrag seiner eigenen Seinsmöglichkeiten.
In dieser reduzierte Offenständigkeit seiner Welt möchte nun der interkulturelle Psychotherapeut anwesen. Aber nur wenn der leidende Mitmensch ihn erscheinen lässt. Der größte Erfolg ist erreicht wenn die interkulturelle psychotherapeutische Beziehung überhaupt eröffnet wird. Dies gilt für alle drei Typen interkultureller Therapie.

Wenn wir uns zunächst Typus 1 zuwenden wollen, wo im Rahmen interkultureller Krisentherapie der Therapeut aus einer anderen Kultur zur Hilfe gerufen wird, um die Aufarbeitung eines akuten Traumas zu unterstützen, dann gilt es im Vorfeld wichtige Fragen zu klären. Entscheidend für den Erfolg der Betreuung wird die Motivation für diese Art der Psychotherapie sein, also die Frage wer den Therapeuten gerufen oder gar geschickt hat.

Fragwürdig erscheint das Schicken von Fundamentalpsychotherapeuten in eine andere Kultur, da beim Geschickt-Werden ein missionarischer Auftrag mitschwingt, der die Vermeidung jeglicher Kolonialisierung erschwert. Idealerweise werden also interkulturelle Therapeuten von der betroffenen Kultur gerufen, wenn eigene Ressourcen nicht ausreichen. Damit aber weltweit überhaupt bekannt ist, dass dieses Angebot besteht, muss die Organisation und Institutionalisierung durch weltweite Vereinigungen wie etwa die World Health Organisation erfolgen.

Weiters müssen die lokalen Ressourcen bekannt sein, um den Mangel an Betreuung in der Kultur des Traumatisierten einschätzen und dann kompensieren zu können. Das heißt dass im Vorfeld konzise Informationen zumindest dazu vorhanden sein müssen. Mehr Nachforschungen werden beim Typ 1 nicht möglich sein, da hier möglichst rasche Hilfeleistung erwartet wird. Eine Utopie für die Zukunft wäre ein Online-Kompendium mit den wichtigsten Instanzen im Gesundheitswesen für Psychopathologien in allen Kulturen. In Analogie zum Human Genome Project wäre ein Human Psychome Project wünschenswert.

Nun beginnt dann die nächste schwierige Aufgabe des Therapeuten im Typus 1, die Kontaktaufnahme zu eben den lokalen Ressourcen die offensichtlich insuffizient geworden sind. Entscheidend wird sein, ob die lokalen Therapeuten in den Prozess der Anforderung des Fundamentalpsychotherapeuten ausreichend eingebunden waren. Keineswegs darf die Krisenintervention gegen den Willen oder ohne Wissen diese bereits präsenten Beziehungskünstler erfolgen, da die Weiterbehandlung nur durch sie erfolgen kann, wenn die interkulturellen Psychotherapeuten nach den akuten Maßnahmen wieder abreisen. Ebenso wenig ist eine Einschulung oder eine Weiterbildung etwa von Schamanen in Fundamentalpsychotherapie anzustreben. Wir gehen nämlich davon aus dass die lokalen Ressourcen nur kurzfristig insuffizient waren, etwa weil zahlenmäßig zu wenig Therapeuten zur Behandlung vieler Krisenopfer vorhanden waren, und dass die historisch gewachsenen psychotherapeutischen Strukturen den importierten immer überlegen sein werden. Beim Typus 1 ist also eine Verknüpfung traditioneller Heilrituale mit anderen, sogenannten psychotherapeutischen Interventionen kaum möglich[134], obzwar diese Verknüpfung in der Person des Klienten immer erfolgen wird.

Auf die Bedeutung der Sprache des Anderen haben wir bereits hingewiesen[135] und erkennen jetzt die Schwierigkeit der praktischen Umsetzung. Wir haben zwar fest gestellt dass jeder Vermittler die therapeutische Beziehung verändert oder sogar stört[136] und dass daher jede Übersetzung grundsätzlich zu vermeiden ist. Bei der interkulturellen Krisenintervention jedoch wird es nicht immer möglich sein, Psychotherapeuten zu finden, die gerade die Sprache des betroffenen Krisengebietes sprechen. Wiederum ist ein weltweit verfügbares Verzeichnis aller Fundamentalpsychotherapeuten mit ihren jeweiligen Sprachkenntnissen anzustreben. Hierbei reicht wirklich ein basaler Wortschatz aus, denn im Vordergrund steht die Möglichkeit dass sich der Traumatisierte in seiner Sprache ausdrücken kann. Meistens wird bei Typus 1 jedoch ein Übersetzer notwendig sein.

Schließlich wird die interkulturelle Krisenintervention wohl kaum ein bestimmtes Setting einhalten können. Der Fokus liegt auf der raschen Bereitstellung einer therapeutischen Beziehung, gleich in welcher Körperhaltung, in welcher Zeitspanne oder welcher Entlohnung. Die Finanzierung von Typus 1 wird ohnehin zum Großteil der weltweiten Organisation obliegen. Ohne stabiles Setting kann man denn auch nicht von einer bestimmten Methode sprechen, die bereits erwähnte methodische Variabilität wird hier maximiert, sodass nur noch das Vermeiden von Kolonialisierung und Manipulation des Anderen als Methode übrig bleibt. Letzten Endes ist keine Methode auch eine Methode.

Einige Unterschiede lassen sich nun zur fundamentalen Therapiemigration des zweiten Typus erkennen. In beiden Fällen bleibt zwar der Klient in seine Kultur mit historisch gewachsenen therapeutischen Traditionen eingebunden, doch wurde bei Typus 2 der interkulturelle Therapeut nicht zu einer akuten psychischen Krise gerufen, sondern ist aus einem

---

134 siehe Reichmayr 2003a, S. 159
135 siehe Kapitel 1.9.
136 zur Bedeutung des Übersetzers siehe Kronsteiner S. 371, Oesterreich in Heise
      S. 157

anderen Grund in die andere Kultur immigriert. Nun kann man vom Fundamentalpsychotherapeuten sehr wohl verlangen, dass er die Sprache seiner Klienten erlernt, damit er ohne Übersetzer arbeiten kann. Weiters muss er über ethnologische Vorkenntnisse verfügen, speziell über Herrschaftsstrukturen in der gegebenen Gesellschaft[137], soziale Rollenzuschreibungen für Psychotherapeuten und wiederum über lokale therapeutische Ressourcen. Anfangs wird der Therapeut im Rahmen fundamentaler Therapiemigration ein Emigrantenanalytiker[138] sein, der zunächst nur in seinem Anders-Sein verstanden werden wird.

In diesem Übergang[139] wird nun die gewünschte Verknüpfung der beschriebenen Fundamentalpsychotherapie mit lokalen therapeutischen Strategien erfolgen, woraus eine eigene therapeutische Methode mit einem eigenen Setting hervor gehen wird können. Dieses Setting wird nun aber konstant bleiben müssen, um den notwendigen Halt in der therapeutischen Beziehung anbieten zu können.

Die erwähnten Anforderungen an eine fundamentale Therapiemigration erscheinen für jede Psychotherapie ohne Grenzen empfehlenswert, die den Anderen in seinem Anders-Sein nicht kolonialisieren möchte.

3.3.4. Interkulturelle Therapie in der Kultur des Therapeuten

Die Gefahr der Manipulation des Anderen ist bei der Fundamentalen Migrationstherapie am größten, da einerseits ein gewisser Wunsch des Immigranten nach Aufnahme in der anderen Kultur anzunehmen ist und andererseits wiederum der Therapeut nur schwer die vorgegebenen Denkmuster seiner Kultur verlassen kann. Zunächst muss der Fundamentalpsychotherapeut im Typus 3 für die Kultur des Anderen offen sein, was nur gelingen kann wenn er gleichsam ein Anderer im Eigenen oder ein Fremder im eigenen Land[140] wird.

Der Prozess der Entfremdung, der bei Typus 2 schon eine schwierige Aufgabe war, wird nun in der eigenen Kultur für den Therapeuten zur Herausforderung. Nun ist der fremde Therapeut nicht nur für den Klienten sondern auch für seine Kollegen in seiner eigenen Kultur zum Anderen. Unabdingbar erscheint diese Bemühung des interkulturellen Therapeuten, denn die Bedingung der Möglichkeit einer

---

137 Reichmayr 2003a, S. 184f.
138 Reichmayr 2003a, S. 221
139 siehe Kapitel 2.2.
140 Reichmayr 2003a, S. 218f.

Fundamentalpsychotherapie ist die kritische Distanz zu lokalen Herrschaftsstrukturen, deren Teil er in den Augen des Klienten immer bleiben wird.

Sonst gelten die meisten Prämissen von Typus 1 und 2 auch für die fundamentale Migrationstherapie. Die häufigste Pathologie wird wie bei Typus 1 die Krise sein, in diesem Fall keine Naturkatastrophe oder kein akutes Trauma sondern eine schwere Migrationskrise. Diese Psychopathologie kennt unterschiedliche Schweregrade und hält entsprechend verschieden lange an. Wenn nun die Hilfe eines Mitmenschen aufgesucht wird, dann muss man sich zunächst wiederum nach der Motivation fragen. Es erscheint nicht gleichgültig, ob der Klient aus dem Bedürfnis nach einer aus seiner Kultur gewohnten Heilmethode eine Psychotherapie aufsucht oder weil ihn eine Behörde dazu zwingt beziehungsweise ein Arzt der anderen Kultur ihn dorthin geschickt hat. Nun begegnen wir einer umgekehrten Missionierungsgefahr, nämlich die Mission des Geschickt-Werdens selbst als Teil der Herrschaftsstruktur einer Kultur. Der Therapeut erfüllt dann nur mehr die Mission, wenn er bei der Assimilation des Anderen hilft.

Weiters sind neben der Beachtung des Krisenhaften alle weiteren Kriterien von Typus 2 zu beachten. Der fundamentale Migrations-therapeut muss die Sprache seiner Klienten so weit beherrschen, dass diese sich in ihrer eigenen Sprache ausdrücken können. Und vor allem muss er über ausreichend ethnologische und historische Informationen verfügen, um das Man-Selbst des Klienten überhaupt verstehen zu können. Schließlich ist eine ausreichende Kenntnis des Therapeuten über migrationspolitische strukturelle Rahmenbedingungen[141] der eigenen Kultur und der Kultur des Klienten voraus zu setzen. Nicht zuletzt muss das sozioökonomische Netz aus Krankenversicherungen und Rechtsberatung geknüpft sein bevor eine Migrationstherapie beginnen kann.

Etliche Organisationen[142] haben bereits Mindesterfordernisse für die psychotherapeutische Betreuung von Asylanten, Folteropfern und Menschen mit posttraumatischer Belastungsstörung formuliert, die die genannten Rahmenbedingungen auch für eine fundamentale Migrations-therapie schaffen können. Institutionalisierte Migrationsforschung[143]

---

141 Reichmayr 2003a, S. 246
142 siehe etwa Hemayat 2006 und Interkultur 2006
143 Reichmayr 2003a, S. 242

bietet dem fundamentalen Migrationstherapeuten das organisatorische Werkzeug um seine genuine Therapie in Ruhe und in Gelassenheit durchführen zu können und den Klienten in seinem Anders-Sein beschützen zu können. Umgekehrt werden die bestehenden Institutionen auch danach zu prüfen sein, ob sie dem Anspruch des Anderen entsprechen und die Grammatik des Anderen zu Wort kommen lassen, wenn sie leidende Mitmenschen mit interkultureller Psychotherapie begleiten.

3.4. Gefahren einer interkulturellen Psychotherapie

In Zusammenschau der bisherigen Analyse der Grundlagen interkultureller Psychotherapie haben wir das philosophische Fundament als Grammatik des Anderen und als Grammatik des Fremden erörtert und die Umsetzung in die therapeutische Praxis diskutiert. Es hat sich dabei gezeigt, dass zunächst auf die kontraproduktiven Gefahren jeder Fundamentalpsychotherapie zu achten ist und dass den bislang vielleicht unterschätzten Fallgruben auszuweichen ist, bevor die eigentliche therapeutische Beziehung eingeräumt werden kann. In einem letzten Schritt wird dann in einem Manual das interkulturelle psychotherapeutische Vorgehen selbst skizziert werden können, in welchem die philosophische Grundlegung wesensmäßig aufgehen kann. Doch zunächst wollen wir die wichtigsten Fallgruben aufzeigen, um dann dem anspruchsvollen Anderen im Manual für interkulturelle Psychotherapie entsprechend Gehör zu verleihen.

3.4.1. Fallgruben des Präfixes „inter"

In der Präfigierung von Adjektiven entspricht „inter" dem Deutschen „zwischen" und kann nicht nur bei Adjektiven, sondern auch bei Nomen und Verben verwendet werden. Hierbei wird ein Präfix mit einem Adjektiv zu einem neuen Adjektiv verbunden. Betrachten wir nun das Adjektiv „interkulturell", so entsteht eine neue Bedeutung die bei ihrer Verwendung die Inhalte und somit auch mögliche Missverständnisse der beiden Bestandteile transportiert, sodass eine getrennte Analyse der beiden Wortteile indiziert erscheint. Zudem lohnt sich nochmals der Hinweis auf das Nomen „Interkultur" mit all seinen Limitierungen[144]. Denn der Terminus Interkultur veranschaulicht besonders deutlich die Annahme

---

144 siehe Kapitel 1.4.

einer Kultur zwischen den Kulturen, die selbst vom Wesen entweder eine Metakultur oder gar keine Kultur, also eine Unkultur ist. Das Paradoxon ist nicht aufhebbar da das zugrunde liegende Axiom eines in sich abgeschlossenen Kultursystems aus phänomenologischer Sicht nicht haltbar ist. Wesenhaft zeigt sich nämlich der Mensch nicht als hermetisches sondern als hermeneutisches Dasein. Er ist nicht nach außen abgegrenzt sondern offen für das Anwesen-lassen der Phänomene, die sich von selbst her so zeigen wie sie sind. Dies gilt für das eigentliche Selbst-Sein wie für das uneigentliche, aber eben so existenziale Man-Sein wie etwa im Offenständigkeitsbereich von Kultur.

Im kulturellen Seinsmodus ist der Mensch offen für das existenziell Gemeinsame mit Mitmenschen. Obwohl er ontologisch als Mensch mit seinen Existenzialien wesenhaft mit allen Mitmenschen gleich ist, finden wir auf ontischer Ebene im Austrag der Seinsmöglichkeiten Ähnlichkeiten und Andersheiten zu den Mitmenschen. Der kultürliche Seinsaustrag ist eine der Möglichkeiten, das existenziale Mitsein eher mit den Mitmenschen in ähnlicher Weise zu gestalten, indem der Mensch gewisse eigentliche Seinsmöglichkeiten ausblendet um den Aufenthalt in der gemeinsamen Kultur zu ermöglichen. Somit ist vom Phänomen her Kultur eine Seinsweise des Menschen und kein bestimmter geographischer Ort.
Nun ist eine Seinsweise unmöglich ein zuhandenes Zeug oder ein geschlossenes System, sondern eine der vielen Möglichkeiten unseres Daseins. Diese Möglichkeiten wiederum sind nicht abgrenzbar oder umkreisbar, sondern nur in jeder einzelnen mitmenschlichen Beziehung aktualisierbar.

Aus dem Gesagten lassen sich zahlreiche Konsequenzen ziehen. Zunächst fällt auf, dass Begriffe wie Kulturgrenzen oder Kulturkreis obsolet werden, weil sie ein dissoziatives Menschenbild transportieren. Alltägliche sprachliche Nivellierungen von Begriffen über Unterschiede als solche können in einem zweiten Schritt phänomenologisch destruiert und rekonstruiert werden. Differenz bezeichnet hier ein quantitatives qua messbares und vorhersagbares Anders-Sein, etwa von Zahlen oder abstrakten Größen. Wir sprechen von einem differenzierenden Weltbezug des Menschen, wenn er seine gesamte Welt durch Zahlenunterschiede ausmisst. Der Zwischenraum wird somit immer zu einem mathematischen Ergebnis einer Substraktion. Andersheit verweist hingegen auf ein qualitatives Anders-Sein, das unberechenbar und situativ variabel, wenn auch eindeutig beschreibbar und damit operationalisierbar ist. In Analogie zum differenzierenden Denken sprechen wir nun vom typisierenden Weltbezug, welches alles Begegnende nach oberflächlichen Eigenschaften bestimmten Typen zuteilt und sortiert. Alle Zwischenräume sind Ergebnisse einer Abstraktion von Qualitäten.

Schließlich verstehen wir als Anders-Sein selbst einen Seinsmodus der auf unsere je eigenen einzigartigen Seinsmöglichkeiten im Rahmen der universalen menschlichen Existenzialien verweist. Im Anders-Sein einen Zwischenraum zu suchen wäre sinnlos, da es ontologisch kein Dazwischen gibt. Der Ort ist kein geographischer Punkt, die Zeit nicht die chronometrische Summe einzelner Zeitpunkte, der Mensch keine Akkumulation von Atomen. In diesem Lichte wird umgekehrt ersichtlich, dass eine Negation des Anders-Seins des Anderen dessen alltägliche Andersheit verleugnet und folglich den Anderen in seinem So-Sein als Anders-Sein nicht annimmt. Dieses Konzept greift aber nicht nur den Anderen an, sondern untergräbt autoaggressiv immer auch das eigene Dasein. Nur wenn wir den Anderen ausschließlich nach äußeren Eigenschaften beurteilen kann er als das Andere schlechthin romantisch, exotisch oder pathologisch usurpiert werden. Nur auf diese Weise wird der Andere zum Fremden. Nicht der Fremde ist gefährlich sondern die Annahme eines Fremden überhaupt gefährdet die menschliche Existenz.

Um dieser Gefahr zu entgehen haben wir die Grammatik des Anderen analysiert, in welcher alltagssprachliche Verwechslungen und Nivellierungen des Anderen aufgezeigt werden. Diese Grammatik soll das Verständnis des Phänomens des Anders-Seins erleichtern, nicht aber kann oder möchte sie ein absolutes Verstehen des Anderen liefern. Als menschliches Wesen können wir den Anderen nicht nicht verstehen, da wir selbst je schon der Andere sind. Auf ontischer Ebene jedoch würde jeder Drang, den Anderen vollständig zu verstehen einem Versuch entsprechen, den Anderen sich eigen zu machen und damit das Anders-Sein des Anderen und des Selbst-Seins bedrohen.

Die Annahme von Zwischenräumen schlechthin kann folglich die menschliche Existenz gefährden und muss daher für mitmenschliche Beziehungen stets kritisch überprüft werden. Somit birgt das Präfix „inter" per se die Gefahr einer Manipulation des Anderen.

3.4.2. Fallgruben des Adjektives „kulturell"

In der bisherigen Analyse haben wir versucht aufzuzeigen, dass jedes funktionalisierte Konzept von Kultur den Menschen in seinen seinsmäßigen Vollzugsmöglichkeiten einengt. Im Alltag schränkt jede Kultur definitionsgemäß unsere Freiheit ein, da sie spezifische Regeln und Gesetze vorgibt. Gefährlich wird diese Tatsache allerdings erst dann wenn Kultur nicht als Konstrukt des Man erkannt wird, sondern als naturgegebene Eigenschaft des Menschen. Kultur darf nicht mit Geworfenheit verwechselt werden. Unsere Kultur ist nur ein Teil unserer Geschichtlichkeit und nicht ihr Wesen.

Also erst wenn Kultur nicht als Teil der Identität sondern als Grundlage der Identität aufgefasst wird, kann Kultur als Machtinstrument zur Etablierung von Hierarchien und Herrschaftsverhältnissen eingesetzt werden. Hiezu müssen zuerst Differenzen und künstliche Grenzen konstruiert werden. Unterschiede werden nach physischem Erscheinungsbild, gewissen Verhaltensweisen oder Denkweisen genau definierten Gruppen zugeordnet, damit diese operationalisierbar, also beherrschbar werden. Nun können diesen Gruppen spezifische Rollen beliebig zugeteilt werden, wodurch sie im differenzierenden Weltbild chronisch manipulierbar bleiben.

An sich bringt die Bemühung des Man-Selbst, den Alltag zu strukturieren, eine gewünschte Erleichterung. Denn die allgemeine Öffentlichkeit unterteilt die Welt in einzelne Felder und macht die Welt überschaubar und verständlich – aber eben nur für die anonyme Allgemeinheit. Das ist das Wesen jedes Konstruktes, es wird als Objekt greifbar. Fragwürdig werden Konstrukte allerdings wenn sie mitmenschliche Beziehungen ohne Zustimmung aller Partner hierarchisieren. Wir haben am Beispiel des Rassismus gesehen wie rasch solche Mechanismen greifen: zunächst verwandelt sich das Anders-Sein in Andersheit, das als Widerspruch zum Eigenen verstanden wird. Dann wird der Andere zum Fremden und Fremdheit wird zu einer menschlichen Eigenschaft, die bekämpft werden kann.

Das Fremde ist immer ein Objekt. Und wenn Menschen als Objekte behandelt werden, ist ihr Dasein vom Grunde gefährdet. Das ängstigt jeden Menschen. Sowohl der ausgegrenzte als auch der ausgrenzende verspüren dabei eine existenzielle Angst weil das Dasein selbst bedroht ist. Es stellt sich heraus dass die Frage nach der Andersheit des

Anderen die falsche Frage ist wenn die Andersheit einer anderen Kultur als Eigenschaft gesehen wird. Bei Eigenschaften sucht man nämlich in der differenzierenden Denkweise immer nach fremden Bestandteilen und prüft sie auf Kompatibilität mit dem Eigenen. Die Anderen sind dabei eine vorerst undefinierte und unheimliche Allgemeinheit, die als Gruppe der eigenen ebenso allgemeinen und anonymen Gruppe entgegengesetzt wird. Im Rassismus überwiegt nun die Tendenz die Uneigentlichkeit der eigenen Gruppe zu negieren, das eigene Man-Selbst wird als eigentlichste weil identitätsstiftende Kultur konstruiert.

Die allgemeine Öffentlichkeit hat als Man per definitionem die Tendenz, ja die Aufgabe andere Menschen in künstliche Gruppen gemäß äußerer Merkmale zu klassifizieren und in ihrer Andersheit zu negieren. In der pathologischen Extremvariante müssen sie entweder assimiliert oder bekämpft werden. Gemeinsam ist diesen Tendenzen, dass sie den Anderen durch Konstrukte und Rollenzuschreibungen operationalisierbar machen, damit sie von der Allgemeinheit manipuliert werden können. Voraussetzung ist ein mehrheitlich angenommenes differenzierendes Denken, das das Eigene und Fremde geographisch versteht, wo das Fremde ferner ist als das Eigene.

Jedoch kennen wir das Phänomen des Nachbarn aus der eigenen Kultur, der uns völlig fremd erscheint und umgekehrt den Unbekannten in einer anderen Kultur, der uns wie der älteste Freund begegnet. Menschliche Nähe ist nicht räumlich.

Je näher mir ein Mensch kommt desto weiter weg entfernt er sich existenziell[145]. Umgekehrt kann sich in der Beziehung ein Mensch nur innig nähern wenn er den Anderen in seinem Anders-Sein so sein lässt wie er ist. Ich kann mich dem Anderen nur nähern wenn ich ihm seinen anspruchsvollen Raum gewähre. Wie für jede mitmenschliche Beziehung gilt dies auch für interkulturelle Beziehungen. Kultur oder Identität kann vom Wesen her nicht räumlich-geographisch verstanden werden, sondern nur im Rahmen der existenzialen Räumlichkeit. Somit darf der Terminus Kultur als Konstrukt nur ohne Grenzen verstanden verwendet werden. Andernfalls erst wird Migration zum Problem, wenn nämlich die eigene und die andere Kultur nur begrenzt verstanden wird, das heißt durch ein begrenzendes Man-Selbst.

---

145 siehe Dussel 1989

Jede mitmenschliche Beziehung kennt ihre je eigenen Rituale die als Gewohnheiten im Kontext der zeitlichen Wieder-Holung bestimmte Verhaltensregeln in definierten Situationen des Alltags vorgeben. Diese persönlichen Rituale sind mit bestimmten Gestimmtheiten verbunden und eröffnen der Beziehung neue Horizonte im neu geschaffenen gemeinsamen Man-Selbst. Typische, generalisierte Rituale hingegen kennt nur das typisierende Denken, welches das je Andere nicht in ihrem Anders-Sein annehmen kann.

Hier können wir nun das Ritual der Beziehungskunst verorten, die in der europäischen Tradition Psychotherapie genannt wird. Einerseits ist sie ein Ritual das in ihren Konstellationen und Settings spezifisch für bestimmte Kulturen ist, andererseits ist sie ein universales Ritual in ihrer Absicht, leidenden Mitmenschen durch Beziehung selbst zu helfen.

Wie wir nicht irgendwelchen psychotherapeutischen Dogmen ausgeliefert sind, so sind wir auch nicht in unserer Kultur gefangen. Jedes Konzept von Kultur das unterwirft statt zu befreien und Grenzen schafft statt das Mit-der-Andere-Sein zu erleichtern, manipuliert das ursprüngliche Phänomen des Anders-Seins. Der Mensch ist der Kultur nicht ausgeliefert. Jeden Augenblick kann er sich für oder gegen seine aktuelle Kultur entscheiden. In seinem eigentlichen Selbst-Sein kann der Mensch frei im Mitsein für einen Modus des uneigentlichen Man-Selbst wählen. Sicher gehört das Man-Selbst auch zu den Existenzialien des Menschen, aber Kultur ist nur ein Konstrukt dieses Man. Kultur ist keine Existenzialie des Menschen. Daher nennen wir auch das entsprechende Adjektiv kulturell und nicht kultural.

3.4.3. Das fragwürdige Konzept interkultureller Psychotherapie

Nachdem wir die Fallgruben der latent transportierten Inhalte des Präfixes „inter" und des Adjektives „kulturell" aufgezeigt haben, ergeben sich nun die inhärenten Gefahren jedes Konzeptes einer interkulturellen Psychotherapie.

Wir müssen uns nämlich fragen weshalb wir uns überhaupt auf interkulturelle Psychotherapie einlassen möchten, wenn wir uns doch auch mit konventioneller Psychotherapie beschäftigen könnten. Alleine das Interesse selbst an anderen vielleicht sogar fremden Kulturen und an Interkulturalität kann nämlich mehr Grenzen schaffen als beseitigen, wenn es nur als Neugierde nach Exotischem zu verstehen ist. Wenn Kultur wie oben erwähnt keine Grenzen hat und kein geographischer

Raum ist weil sie in existenzialer Räumlichkeit aufgehoben ist, dann gibt es auch keinen Zwischenraum zwischen den Kulturen. Wofür interessieren wir uns dann?

Viele wären wahrscheinlich für diesen Zwischenraum dankbar, da sie etwas Neues erfinden könnten und sich nicht mühevoll auf den jeweiligen Anderen vorbereiten müssten. Hier begegnen wir der ersten Gefahr jeder interkultureller Beziehungskunst, wenn sie auf die therapeutischen Möglichkeiten der Kultur des Klienten vergisst. In der Vorbereitung auf die therapeutische Beziehung müssen das Verständnis des Klienten von Krankheit, Migration, Fremde und Mechanismen des Ausschließens des Anderen geklärt werden. Abgesehen von der Literatursuche wird der Therapeut seinen Patienten auch direkt nach diesen Konzepten fragen. Unbedingt zu vermeiden ist nämlich die Nivellierung der Psychodynamik des Anderen auf die Gesundheitsdefinitionen der Kultur des Therapeuten. Wenn dessen Kultur vorgibt, wer gesund und wer krank ist, dann wird der leidende Mitmensch unvermeidlich kolonialisiert. Kulturell spezifische Klassifikationen der Psychopathologien und spezifische Settings sind die sublimierten Waffen des interkulturellen Psychotherapeuten. Jede therapeutische Schule kann den Anderen durch sein Weltbild kolonialisieren und manipulieren. Es kommt zu einer Neokolonialisierung des Anderen durch vorausgesetzte kulturspezifische Werte und Menschenbilder, die durch die therapeutische Beziehung transportiert werden. Wir können von einer metapsychologischen Kolonialisation und Nivellierung des Anderen durch die therapeutische Schule und ihre Gesundheitsdefinition sprechen.

Weiters werden die jeweiligen Konzepte der menschlichen Entwicklung geklärt werden müssen. Die Bedingung der Möglichkeit zu jeglicher Kolonialisierung war historisch die evolutionistische Annahme unterschiedlicher Entwicklungsgrade der Menschen und der unterstellte Herrschaftsanspruch der vermeintlich höheren Entwicklungsstufe. Nicht selten wird in gewissen Kulturen den Gesunden eine Herrschaft über die Kranken zugesprochen, nicht selten vermuten die Heiler eine Macht über die Krankheit des Anderen zu haben. Diesem Konzept der langsamen Menschwerdung nach der Geburt oder nach Kultivierung ist ein philosophisch-anthropologisches Verständnis des Menschen entgegen zu setzen. Der Mensch ist ontologisch von Beginn des Lebens Selbst-Sein, also nicht nur von Geburt an sondern bereits intrauterin. Wie auch jede Kultur präpartal beginnt, ist das authentische Selbst nicht erst ein Privileg des Erwachsenen sondern im Gegenteil in der Summe der je eigenen Möglichkeiten am wenigsten eingeengt vor der Geburt. Folglich arbeitet der interkulturelle Psychotherapeut unmöglich als Entwicklungshelfer, da sowohl die Kultur des Klienten als auch der Klient selbst als Mensch bereits entwickelt sind, und nicht erst auf die Entwicklung durch Menschen aus anderen Kulturen warten.

Hier begegnen wir der nächsten Gefahr: sobald wir verbal arbeiten wollen, muss sich der Andere in seiner eigenen Sprache mitteilen können. Oft wird übersehen dass die leichteste Lösung, die Verwendung eines Übersetzers, eine völlig neue Beziehung schafft und vom Übersetzer selbst mitgestaltet ist, der wahrscheinlich andere Vorstellungen von Beziehungskunst haben wird. Diese mögliche Gefahr der Manipulation der Beziehung durch spezifische Interessen des Übersetzers darf nicht übersehen werden.

Bei allen Gefahren ist interkulturelle Psychotherapie eine besondere Herausforderung und eine ausgezeichnete Möglichkeit des Selbst-Sein für Klient und Therapeut gleichermaßen. Psychotherapie ist als Ort der kulturellen Erneuerung[146] eine Quelle neuer Seinsmöglichkeiten beider Beziehungspartner, da die kulturelle Erneuerung natürlich für jeweils beide Kulturen gilt. Auch die Kultur des Therapeuten wird durch seine Arbeit verändert, gleich ob er in seiner Kultur oder in der Kultur des Klienten arbeitet.

Im therapeutischen Prozess geht es immer um Veränderung und Übergang. Klient und Therapeut schaffen allerdings im Migrationsprozess je ein neues Übergangsritual um in einem weitern Schritt die Migrationskrise zum Austrag neuer eigentlicher Seinsmöglichkeiten nützen zu können. Im Gegensatz zum Migrationstherapeuten fügt sich der interkulturelle Krisentherapeut in bereits bestehende Übergangsriten ein und reflektiert sie in ihrer epochalen Bedeutung für den leidenden Mitmenschen.

In Übergangsriten ist der Übergang zum Neuen kultiviert, sodass der Andere qua das Neue nicht mehr unheimlich erscheint. Die Angst vor dem Neuen entsteht nämlich durch das Gefühl, das Eigentliche welches als das Eigene erlebt wird, verlassen zu müssen. Auf ontischer Ebene fühlt sich der Mensch im Haus häuslich, aber existenziell fühlt sich der Mensch in seinem Heim heimlich. Alles Unheimliche wird zunächst oft

---

146 siehe Kapitel 1.3.

angstvoll vermieden, das Heimliche wird konserviert. Der Mensch hat ursprünglich Übergangsriten konstruiert, um die Unheimlichkeit des Neuen zu kultivieren.

Der Übergang zum existenziellen Anders-Sein wird ohne Ritual ausgetragen, das heißt unkultiviert. Daher kann jede interkulturelle Psychotherapie nur unkultiviert erfolgen. Trotz aller Limitierungen ist der Bedarf an einer Psychotherapie die der Grammatik des Anderen entspricht und das Anders-Sein nicht manipuliert eine mögliche Erweiterung des bisherigen Spektrums an Beziehungskunst. Möchte man nun die aus der philosophischen Grundlegung entstandene interkulturelle Fundamentalpsychotherapie übersichtlich zusammenfassen, so kann unter Verweis auf die zahlreichen Fallgruben und Gefahren ein Manual verfasst werden, das die Umsetzung der Philosophie in die Praxis anleiten kann.

3.5. Gelassende Beziehungskunst

Das Anders-Sein begleitet uns wesensmäßig. Eine gelassene Interkulturalität lässt den anspruchsvollen Anderen anwesen, ohne durch übertriebene Nähe oder durch exzessive Distanz den Anderen aneignen zu wollen. Das Verstehen erobert nicht den Anderen, sondern ist Ausdruck der existenziellen Sorge für die Mitmenschen. Somit erfordert eine Therapie des Anderen als Begleitung des Anderen in seinem Anders-Sein ein Hinhören darauf was uns wesensmäßig anspricht. Hörend denken wir und verstehen wir gleichzeitig. So wird denn eine gelassene interkulturelle Beziehung zu einer gelassenden.

Kulturelle Unterschiede sind vom Phänomen her jeweilige Weisen des Austrages von Anders-Sein und Mit-der-Andere-Sein im Modus des Man-Selbst, die sich in der aktuellen mitmenschlichen Begegnung so oder eben anders entsprechen. Interkulturalität wird nun im Gegensatz zum differenzierenden Weltbild zur ereignishaften Antwort auf den anspruchsvollen Anderen. Wenn es aber keine kulturellen Unterschiede im konventionellen Sinne mehr gibt, nämlich als aus- und abgrenzende Stigmatisierung von Alterität, dann wird auch das Konzept von Fremdheit fragwürdig. Der Andere wird in einem eingeengten Weltverhältnis zum Fremden, in einer offenen interkulturellen Begegnung gibt es keine Fremde, sondern nur das Unheimliche. Dieses Unheimliche verweist auf das Nichts, auf den unergründbaren Grund unseres Seins; dieses Unheimliche macht nur Angst, wenn der Mensch im Austrag seiner eigenen Existenz unfrei ist. Durch das eigene krankhafte Weltverhältnis wird auch die Beziehung zum Anderen krankhaft erlebt, also bedrohend und ängstigend, sodass als einzige Lösung die Nivellierung des Anders-Seins erscheint. Dies wiederum gelingt nur wenn das Anders-Sein als Andersheit operationalisiert wird und Kultur als Konglomerat von typischen Eigenschaften konstruiert wird.

Wir können damit die Spur des Fremdenhasses, des Rassismus und der alltäglichen Probleme in interkulturellen Beziehungen verfolgen und die Struktur der zu Grunde liegenden Psychopathologien aufzeigen. Erst dann kann man sich mögliche Lösungen überlegen, deren weiten Horizont wir aufzeigen wollten. Schließlich ist Interkulturalität keine abstrakte Konstruktion sondern immer lebendige mitmenschliche Begegnung und gestimmte Beziehung. Daher können auch massenpsychologische Probleme vom Grund her nur durch eine therapeutische Beziehung der einzelnen Menschen gelöst werden. Naturgemäß gibt es eine Vielzahl an heilsamen Beziehungen, an öffnenden Begegnungen, an gelassenen Mitmenschen die in Fürsorge die eigentlichen Seinsmöglichkeiten des Anderen fördern möchten.
Eine mögliche Beziehungsform die ausgesprochen zu diesem Zweck entsteht, ist die Beziehungskunst die erlernt und vermittelt werden kann. Eine mögliche Benennung einer spezifischen Form von Beziehungskunst ist als Psychotherapie bekannt, die gemeinte Beziehung gab es natürlich bereits lange vor diesem Terminus. In einer phänomengerechten Sicht ist interkulturelle Psychotherapie eine Beziehungskunst im Anders-Sein. Diese Kunst zeichnet sich jedoch durch eine Vielzahl an spezifischen Problemen aus. Unterschiedliche Sprache, andere Traditionen, Rituale und Träume, andere Erwartungen und Phantasien erfordern ein besonderes Maß an Aufmerksamkeit, Offenheit, Gelassenheit und nicht zuletzt eine fundierte Ausbildung des Beziehungskünstlers.

Damit sollen viele Fehler die bisher in interkulturellen Therapien gemacht wurden möglichst vermieden werden: Manipulation des Anderen im Sinne der Assimilation, Nivellierung des Anderen im Rahmen der Integration, Überhören des Anderen durch blinde Befolgung eines therapeutischen Dogmas und Kolonialisation des Anderen durch vermeintliche Enkulturation sind die gefährlichsten Werkzeuge des interkulturellen Psychotherapeuten. Um diese Gefahren stets in ihrer vollen Tragweite bedenken zu können, erscheint die Kenntnis der philosophischen Grundlegung interkultureller Begegnungen unerlässlich zu sein. Und zwar keineswegs im Sinne eines neuen Dogmas oder einer neuen therapeutischen Schule, sondern im Sinne eines Fundaments für jede aktuelle Beziehungskunst. Auf der Ebene dieses Fundaments müssen wir anstatt von interkultureller Psychotherapie schlechthin von einer Therapie des Anderen sprechen. Die Beschreibung dieser Grundlegung erfordert eine eigene Sprachlichkeit, möchte man bislang alltagssprachlich verwendete irreführende Konstruktionen aufzeigen und beheben: eine phänomengerechte Grammatik des Anderen ist erforderlich. Aus ihr heraus ist erst die Grammatik des Fremden verständlich, die wiederum alltägliche Phänomene interkultureller Beziehungen erklären kann. Das neue Licht auf Interkulturalität erhellt nicht nur Veränderungen in Beziehungen, sondern auch Veränderungen des Ortes durch Migration und deren Zeitlichkeit. Der Andere ist versammelt in seinem Ort und in seiner Zeit.

Eine philosophische Grundlegung interkultureller Beziehungskunst ist selbst ein Übergang ohne Ritual. Nur so kann sie Übergangsrituale erklären und kulturelle Erneuerung fördern, um ein freies und offenes Miteinander als Mit-der-Andere anklingen zu lassen. Schließlich ist der Mensch bei allen ihm umgebenden Konstruktionen, Traditionen, Ritualen und Gesetzmäßigkeiten ein freies Wesen, das nicht in diesen Beziehungsmöglichkeiten nicht schlechthin gefangen ist. Auch Kultur kann unser Dasein nur so lange stimmen bis wir einen eigentlichen Seinsaustrag vorziehen. Der Mensch gehört nicht zu einer Kultur, schon gar nicht gehört er der Kultur an sich. Wenn wir aber ausgrenzende und eingrenzende Konstrukte von Kultur phänomenologisch destruieren, dann erscheint in der Rekonstruktion die interkulturelle Beziehung viel häufiger als im Alltag offensichtlich. Folglich müssen wir keine nationalen Grenzen überschreiten um interkulturelle Begegnungen zu erfahren, folglich ist jede Psychotherapie möglicherweise auch interkulturelle Psychotherapie. Wir brauchen keine Feldforschung in vermeintlich fremden Kulturen um eine Therapie des Anderen begründen zu können. Es braucht allerdings eine hermeneutische Gesellschaftskritik die Konzepte des Eigenen und Fremden auflöst und ein offenes Fundament legt, das Veränderungen einräumt.
Zukünftige interkulturelle Beziehungskunst soll in dieser theoretischen und praktischen philosophischen Grundlegung einen fruchtbaren Grund finden, auf dem sie sich vom Anders-Sein entsprechend ansprechen lassen kann, um für den anspruchsvollen Anderen immer einen gelassenden Raum eröffnen zu können.

3.6. Manual für interkulturelle Psychotherapie

Eine Fundamentalpsychotherapie ist das Fundament regionaler interkultureller Psychotherapien. Sie erfährt ihre überregionale kulturunspezifische philosophische Grundlegung in der phänomengerechten Grammatik des Anderen. Sie unterstützt die historisch gewachsene regionale Beziehungskunst in Zeiten der Dekompensation vorhandener Ressourcen. Sie begleitet den psychisch kranken Mitmenschen aus einer anderen Kultur, indem sie das Anders-sein des Anderen anwesen lässt. Durch gelassene Interkulturalität soll die Manipulation des Anderen vermieden und die Ausgrenzung des Fremden verhindert werden. Eine angewandte Fundamentalpsychotherapie muss dazu international und regierungsunabhängig organisiert sein, ihre politische Verantwortung muss innerhalb der Weltgesundheitsorganisation wahrzunehmen sein. Das nun vorliegende Manual soll als Mindeststandard für jede interkulturelle Psychotherapie dienen, als Grundgerüst für ihre Organisation, Durchführung und Evaluation durch internationale Instanzen. Auf diesem Gerüst lässt sich jede konkrete fundamentalpsychotherapeutische Beziehung in größter Flexibilität gestalten, weshalb die Vorlage möglichst konzise gehalten werden muss.

Wir unterscheiden drei Modi der Fundamentalpsychotherapie, je nach Indikation für die Behandlung oder nach der Geschichte der Beziehungspartner, ein vierter Modus kann als Mischtyp der drei anderen Modi verstanden werden. Vor Beginn der interkulturellen therapeutischen Beziehung gilt es zunächst den entsprechenden Typus definitionsgemäß auszuwählen.

3.6.1. Fundamentale Krisentherapie (Typus 1)

Definition
Im Rahmen von regionalen politischen, sozialen oder epidemischen gesundheitlichen Krisen auftretende psychische Problemstellungen werden von Psychotherapeuten aus anderen Ethnien oder Nationen behandelt. Der jeweilige Therapeut fährt in eine andere Kultur zur Krisenintervention und verlässt diese Kultur wieder nach relativ kurzer Zeit, sobald akute psychische Probleme kompensiert sind und eine adäquate Weiterbehandlung gewährleistet ist.

Bedingung

Anforderung von speziell ausgebildeten Fundamentalpsychotherapeuten durch betroffene Region selbst bei internationaler Gesundheitsorganisation. Sicherstellung der Finanzierung durch regierungsunabhängige Organisation.

Phase 1

Eine unabhängige Internationale Organisation wählt aus einem Verzeichnis geeignete Fundamentalpsychotherapeuten aus, die nach Möglichkeit mit betroffener Region bereits vertraut sind und die lokale Sprache beherrschen. Falls solche Therapeuten nicht verfügbar sind, werden jene ausgesucht die den Kriterien am ehesten entsprechen oder am schnellsten im Krisengebiet sein können. Die Anzahl der einzusetzenden Therapeuten bestimmt die internationale Organisation je nach Anzahl der Krisenopfer sowie nach Indikation sowie der Schwere der Psychopathologie.

Phase 2

Ausgewählte Fundamentalpsychotherapeuten nehmen mit einander Kontakt auf und arbeiten von diesem Zeitpunkt an unabhängig von jeglicher Organisation. Die Therapeuten sammeln ihre Kenntnisse über die betroffene Region wie Sprache, Geschichte, Sozioökonomie, kulturspezifische Konzepte zu Schmerzempfindung, Krankheit und Heilung, frühere interkulturelle Therapieversuche und spezifische Konzepte über jeweilige Kultur der Therapeuten.

Sie konsultieren dabei nach Bedarf Sozial- und Kulturanthropologen für Nachforschungen über spezifische Mythologien und Riten, Mediziner für den eventuellen Bedarf an somatischer Abklärung oder Sprachwissenschafter für die Recherche lokaler Dialekte und für den möglichen Einsatz von Übersetzern.

Phase 3

Ein Teamleiter wird unter den Fundamentalpsychotherapeuten festgelegt. Dieser wertet alle Vorinformationen aus und fasst diese zusammen. Er nimmt Kontakt mit lokalen Behörden und Heilberufen auf und kündigt das Team interkultureller Therapeuten an. Dann bestimmt er den genauen Einsatzort und koordiniert die Anreise sowie im weiteren Verlauf die regionale therapeutische Arbeit.

Phase 4

Im Krisengebiet selbst Versammlung des gesamten Teams, Besprechung der Vorinformationen und der aktuellen Probleme vor Ort. Der Teamleiter trifft die Vertreter der lokalen Heilberufe und bespricht bereits erfolgte und noch geplante therapeutische Maßnahmen. Das Team der Fundamentalpsychotherapeuten entwickelt nun ein speziell für das lokale Problem angepasstes Therapiekonzept entsprechend der Grammatik des Anderen. Schließlich wird noch mit den lokalen Therapeuten deren Einbindung in die Fundamentalpsychotherapie besprochen und das Setting akkordiert: die Frage nach Einzeltherapie oder Gruppentherapie, die Gruppengröße, die Position des Patienten in liegender, sitzender Haltung oder in Bewegung, die eventuelle Notwendigkeit von Übersetzern, die Länge und Frequenz der Therapieeinheiten, die Frage nach einer eventuellen Bezahlung der Therapeuten. Zuletzt bespricht noch das Team der Fundamentalpsychotherapeuten die resultierende optimale Methode der Gestaltung der interkulturellen therapeutischen Beziehung.

Phase 5

In der eigentlichen Therapiephase erfolgt täglich zumindest für eine Stunde eine Gruppensupervision für die Fundamentalpsychotherapeuten. Weiters erfolgt täglich eine interdisziplinäre Teambesprechung mit eventuell noch anwesenden anderen Fachwissenschaftern. Dazwischen kann der Teamleiter für Anfragen und Probleme kontaktiert werden. Dieser berichtet täglich an den Vertreter der lokalen Therapeuten.

Die Fundamentalpsychotherapeuten verfassen täglich Protokolle über die Therapieverläufe, die jeweils den Patientennamen, die Diagnose, die Indikation, das akute kurzfristige Therapieziel, die Themen der therapeutischen Beziehung, Verbesserungspotenziale sowie Bemerkungen zur aktuellen Interkulturalität selbst beinhalten müssen.

Phase 6

Das Ende der fundamentalen Krisentherapie ist erreicht, wenn die kurzfristigen Therapieziele kumulativ in mehr als der Hälfte der Therapien erreicht wurden, wenn lokale Therapeuten oder die Patienten selbst den vorzeitigen Abbruch wünschen oder wenn eine Gefährdung für die Fundamentalpsychotherapeuten besteht. In der Regel dauert eine fundamentale Krisentherapie wenige Wochen, maximal jedoch ein Jahr, darüber hinaus bezeichnen wir jede therapeutische Aktivität als fundamentale Therapiemigration. In einer abschließenden Teambesprechung wird das Therapieende mit einfacher Mehrheit beschlossen und ein Zeitlimit für das Ende der jeweiligen therapeutischen Beziehungen vereinbart.

Phase 7
In der Auslaufphase wird die weitere Betreuung der Patienten durch die lokalen Therapeuten organisiert und vorbereitet, sodass eine lückenlose Übergabe der laufenden Therapien erfolgen kann. Am Ende der fundamentalen Krisentherapie übergibt der Leiter mit dem Einverständnis der Patienten die abgeschlossenen Protokolle an die weiterbehandelnden Therapeuten sowie an die eventuell noch anwesenden anderen Fachwissenschafter.
Die geschlossene Abreise des gesamten Teams wird vom Teamleiter organisiert. Naturgemäß kann es im Rahmen der fundamentalen Krisentherapie auch zur fundamentalen Therapiemigration kommen, wobei ein Fundamentalpsychotherapeut in der anderen Kultur länger als ein Jahr verbleibt.

Phase 8
Nach Ende der fundamentalen Krisentherapie wird ein Bericht an die internationale Gesundheitsorganisation sowie an die regierungsunabhängige Organisation für Fundamentalpsychotherapie geschickt, die ihrerseits die Curricula der Therapeuten in der Therapeutenliste im Internet aktualisiert. Schließlich wird die Ausbildung neuer Fundamentalpsychotherapeuten besprochen, wenn sich im Kreis der lokalen Therapeuten Interessenten gemeldet haben.

Herausforderung
In extrem kurzer Zeit soll eine große Anzahl von leidenden Mitmenschen einer anderen Kultur entsprechend der Grammatik behandelt werden und die Weiterbehandlung gesichert werden.

3.6.2. Fundamentale Therapiemigration (Typus 2)

Definition
Migration von speziell ausgebildeten Fundamentalpsychotherapeuten in eine andere Kultur und berufsmäßige Ausübung der Fundamentalpsychotherapie in dieser anderen Kultur für mehr als ein Jahr.

Bedingung

Zulassung des Fundamentalpsychotherapeuten zur Ausübung seines Berufes in der anderen Kultur. Sicherstellung der Finanzierung der Therapien durch lokale Instanzen für Finanzierungen von Leistungen der Heilberufe. Motivation zur Therapie kommt aus freier Entscheidung des Klienten insbesondere ohne politischen Zwang.

Phase 1

Der Therapeut sammelt seine Kenntnisse über die jeweilige Region wie Sprache, Geschichte, Sozioökonomie, kulturspezifische Konzepte zu Schmerzempfindung, Krankheit und Heilung, bereits bestehende (interkulturelle) Therapieangebote und spezifische Konzepte über die jeweilige Kultur des Therapeuten. Weiters exploriert er den rechtlichen Rahmen für jede therapeutische Arbeit.

Er konsultiert dabei nach Bedarf Sozial- und Kulturanthropologen für Nachforschungen über spezifische Mythologien und Riten, Mediziner für den eventuellen Bedarf von somatischen Abklärungen oder Sprachwissenschafter für die Recherche lokaler Dialekte. Er erlernt die vorherrschende Sprache um in dieser Sprache die Psychotherapien durchführen zu können. Der Einsatz von Übersetzern soll selbst in der Anfangszeit vermieden werden.

Phase 2

Der Therapeut nimmt zu lokalen Therapeuten Kontakt auf und bespricht mögliche Synergien in der psychotherapeutischen Arbeit. Der Fundamentalpsychotherapeut versucht sich in Gemeinschaften der lokalen Beziehungskünstler aktiv einzubringen und diskutiert mit ihnen gemeinsam Fallberichte aus verschiedenen Kulturen.

Hier wird auch die lokal übliche Form des Therapieangebotes diskutiert, wie auch die Möglichkeit der Informationsvermittlung über die eigene Arbeit und das vorherrschende Setting: die Frage nach Einzeltherapie oder Gruppentherapie, die Gruppengröße, die Position des Patienten in liegender, sitzender Haltung oder in Bewegung, die Länge und Frequenz der Therapieeinheiten, die Frage nach der üblichen Bezahlung der Therapeuten.

Zuletzt bespricht noch der Fundamentalpsychotherapeut mit den lokalen Therapeuten die resultierende optimale Methode der Gestaltung einer interkulturellen therapeutischen Beziehung.

Phase 3

In der jeweiligen therapeutischen Beziehung selbst werden die Diagnose, die Indikation, das akute, mittelfristige und langfristige Therapieziel, sowie die aktuelle Interkulturalität selbst besprochen. Dann wird das entsprechende Setting mit dem Patienten vereinbart. Konzepte über das Anders-Sein und Fremd-Sein, wie auch allgemeine Vorurteile und historisch tradierte Typologien von menschlichen Verhaltensweisen werden vom Patienten verstärkt erfragt.

Phase 4

Während der aktiven Tätigkeit befindet sich der Fundamentalpsychotherapeut in regelmäßiger Supervision bei lokalen Therapeuten. Weiters werden über jede Therapieeinheit genaue Protokolle angefertigt, die neben den Themen der therapeutischen Beziehung auch Verbesserungspotenziale sowie Bemerkungen zur aktuellen Interkulturalität selbst beinhalten müssen.

Die Dauer der Therapien richtet sich nach den vereinbarten Zielen und nach den Wünschen des Patienten und kann daher von wenigen Wochen beginnend auch Jahre betragen.

Phase 5

Das Ende der Therapie wird gemeinsam mit dem Patienten beschlossen. Nach Therapieende fertigt der Fundamentalpsychotherapeut einen Therapiebericht an, der an die internationale Organisation für Fundamentalpsychotherapie geschickt wird, die ihrerseits das Curriculum des Therapeuten in der Therapeutenliste im Internet aktualisiert. Natürlich kann der Therapeut trotz oder gerade wegen seiner Erfahrung der fundamentalen Therapiemigration auch für fundamentale Krisentherapie angefragt werden.

Schließlich wird die Ausbildung neuer Fundamentalpsychotherapeuten besprochen, wenn sich im Kreis der lokalen Therapeuten Interessenten gemeldet haben.

Herausforderung

In einer anderen Kultur muss der Therapeut persönliche Migrationsprobleme überwinden. Die Skepsis vor dem interkulturellen Therapeuten ist hier noch größer, zumal eine langfristige Beziehung jenseits kultureller Grenzen etabliert werden soll.

3.6.3. Fundamentale Migrationstherapie (Typus 3)

Definition
Psychotherapeutische Betreuung von Migranten in der Kultur des speziell ausgebildeten Fundamentalpsychotherapeuten.

Bedingung
Zulassung des Fundamentalpsychotherapeuten zur Ausübung seines Berufes in der eigenen Kultur. Sicherstellung der Finanzierung der Therapien durch lokale Instanzen für Finanzierungen von Leistungen der Heilberufe. Motivation zur Therapie kommt aus freier Entscheidung des Klienten insbesondere ohne politischen Zwang.

Phase 1
Organisation eines lokalen Netzwerkes von Fachwissenschaftern wie etwa Sozial- und Kulturanthropologen, Sprachwissenschaftern, Juristen und Medizinern, um im Bedarfsfall rasch die erforderlichen Informationen über den jeweiligen Klienten erhalten zu können.

Phase 2
Kontaktaufnahme zu anderen Migrationstherapeuten und regelmäßiger Erfahrungsaustausch mit Fallbesprechungen und Supervision in eigenen Kreisen für Migrationstherapie. Informationsvermittlung über die eigene Arbeit an allen öffentlichen Stellen, mit denen Migranten am wahrscheinlichsten Kontakt haben, insbesondere auch im InterNet.

Phase 3
Im Erstgespräch wird die Kultur des Migranten erfragt, mit der genauen Landessprache und eventuell mit spezifischem Dialekt. Danach wird der Bedarf eines Übersetzers besprochen, wobei nach Möglichkeit eine Therapie ohne Übersetzer anzustreben ist. Falls der Therapeut selbst die jeweilige Sprache nicht beherrscht, sucht er zunächst im Netzwerk Kollegen mit den erforderlichen Sprachkenntnissen und erst dann einen eventuell erforderlichen Übersetzer.
Im Erstgespräch wird auch die Motivation und die Ziele für die Therapie besprochen und die Indikation geprüft.

Phase 4
Vor Beginn der Therapie informiert sich der Therapeut im Netzwerk über die Kultur des jeweiligen Migranten, insbesondere über traditionelle

Heilverfahren in der Kultur des Migranten und über Konzepte zu Krankheit und Heilung. Zudem holt er eventuell ausständige medizinische Befunde ein. Schließlich werden die sozialen und rechtlichen Rahmenbedingungen geklärt.

Phase 5

In der Therapie selbst wird am Anfang das für den Klienten entsprechende Setting besprochen und vereinbart, wobei so weit wie möglich den Erwartungen des Migranten entsprochen werden soll. Während der aktiven Tätigkeit befindet sich der Fundamentalpsychotherapeut in regelmäßiger Supervision bei lokalen Therapeuten.

Weiters werden über jede Therapieeinheit genaue Protokolle angefertigt, die neben den Themen der therapeutischen Beziehung auch Verbesserungspotenziale sowie Bemerkungen zur aktuellen Interkulturalität selbst beinhalten müssen. Die Dauer der Therapien richtet sich nach den vereinbarten Zielen und nach den Wünschen des Patienten und kann daher von wenigen Wochen beginnend auch Jahre betragen.

Phase 6

Das Ende der Therapie wird gemeinsam mit dem Patienten beschlossen. Nach Therapieende fertigt der Fundamentalpsychotherapeut einen Therapiebericht an, der an die internationale Organisation für Fundamentalpsychotherapie geschickt wird, die ihrerseits das Curriculum des Therapeuten in der Therapeutenliste im Internet aktualisiert.

Natürlich kann der Therapeut trotz oder gerade wegen seiner Erfahrung in der Migrationstherapie auch für fundamentale Krisentherapie angefragt werden.

Schließlich wird die Ausbildung neuer Fundamentalpsychotherapeuten besprochen, wenn sich im Kreis der lokalen Therapeuten Interessenten gemeldet haben.

Herausforderung

Migranten sollen einerseits im Migrationsprozess gefördert werden und gleichzeitig in ihrem Anders-Sein gehört werden. Die Kolonialisation des Anderen durch Integration muss vermieden werden.

3.6.4. Fundamentale Migrationstherapie durch Therapiemigration (Typus 4)

Definition
Migration von speziell ausgebildeten Fundamentalpsychotherapeuten in eine andere Kultur und berufsmäßige Ausübung der Fundamentalpsychotherapie in der Betreuung von Migranten in dieser anderen Kultur für mehr als ein Jahr.

Bedingung
Zulassung des Fundamentalpsychotherapeuten zur Ausübung seines Berufes in der anderen Kultur. Sicherstellung der Finanzierung der Therapien durch lokale Instanzen für Finanzierungen von Leistungen der Heilberufe. Motivation zur Therapie kommt aus freier Entscheidung des Klienten insbesondere ohne politischen Zwang.

Phase 1
Der Therapeut sammelt seine Kenntnisse über die jeweilige Region wie Sprache, Geschichte, Sozioökonomie, kulturspezifische Konzepte zu Schmerzempfindung, Krankheit und Heilung, bereits bestehende (interkulturelle) Therapieangebote und spezifische Konzepte über die jeweilige Kultur des Therapeuten. Weiters exploriert er den rechtlichen Rahmen für jede therapeutische Arbeit.
Er konsultiert dabei nach Bedarf Sozial- und Kulturanthropologen für Nachforschungen über spezifische Mythologien und Riten, Mediziner für den eventuellen Bedarf von somatischen Abklärungen oder Sprachwissenschafter für die Recherche lokaler Dialekte. Er erlernt die vorherrschende Sprache um in dieser Sprache die Psychotherapien durchführen zu können. Der Einsatz von Übersetzern soll selbst in der Anfangszeit vermieden werden.

Phase 2
Der Therapeut nimmt zu lokalen Therapeuten Kontakt auf und bespricht mögliche Synergien in der psychotherapeutischen Arbeit. Der Fundamentalpsychotherapeut versucht sich in Gemeinschaften der lokalen Beziehungskünstler aktiv einzubringen.
Hier wird auch die lokal übliche Form des Therapieangebotes diskutiert, wie auch die Möglichkeit der Informationsvermittlung über die eigene Arbeit und das vorherrschende Setting: die Frage nach Einzeltherapie oder Gruppentherapie, die Gruppengröße, die Position des Patienten in

liegender, sitzender Haltung oder in Bewegung, die Länge und Frequenz der Therapieeinheiten, die Frage nach der üblichen Bezahlung der Therapeuten.

Phase 3
Kontaktaufnahme zu anderen Migrationstherapeuten und regelmäßiger Erfahrungsaustausch mit Fallbesprechungen und Supervision in eigenen Kreisen für Migrationstherapie. Informationsvermittlung über die eigene Arbeit an allen öffentlichen Stellen, mit denen Migranten am wahrscheinlichsten Kontakt haben, insbesondere auch im Internet.

Phase 4
Im Erstgespräch wird die Kultur des Migranten erfragt, mit der genauen Landessprache und eventuell mit spezifischem Dialekt. Danach wird der Bedarf eines Übersetzers besprochen, wobei nach Möglichkeit eine Therapie ohne Übersetzer anzustreben ist. Die Therapie soll bevorzugt in der Sprache des Migranten und nicht in der vorherrschenden Landessprache erfolgen, da diese für beide eine Fremdsprache ist. Falls der Therapeut selbst die jeweilige Sprache nicht beherrscht, sucht er zunächst im Netzwerk Kollegen mit den erforderlichen Sprachkenntnissen und erst dann einen eventuell erforderlichen Übersetzer.
Im Erstgespräch werden auch die Motivation und die Ziele für die Therapie besprochen und die Indikation geprüft.

Phase 5
Vor Beginn der Therapie informiert sich der Therapeut im Netzwerk über die Kultur des jeweiligen Migranten, insbesondere über traditionelle Heilverfahren in der Kultur des Migranten und über Konzepte zu Krankheit und Heilung. Zudem holt er eventuell ausständige medizinische Befunde ein. Schließlich werden die sozialen und rechtlichen Rahmenbedingungen geklärt.

Phase 6
In der jeweiligen therapeutischen Beziehung selbst werden die Diagnose, die Indikation, das akute, mittelfristige und langfristige Therapieziel, sowie die aktuelle Interkulturalität selbst besprochen. Konzepte über das Anders-Sein und Fremd-Sein, wie auch allgemeine Vorurteile und historisch tradierte Typologien von menschlichen Verhaltensweisen werden vom Patienten verstärkt erfragt.

Phase 7

In der Therapie wird am Anfang das für den Klienten entsprechende Setting besprochen und vereinbart, wobei so weit wie möglich den Erwartungen des Migranten entsprochen werden soll. Während der aktiven Tätigkeit befindet sich der Fundamentalpsychotherapeut in regelmäßiger Supervision bei lokalen Therapeuten.

Weiters werden über jede Therapieeinheit genaue Protokolle angefertigt, die neben den Themen der therapeutischen Beziehung auch Verbesserungspotenziale sowie Bemerkungen zur aktuellen Interkulturalität selbst beinhalten müssen.

Die Dauer der Therapien richtet sich nach den vereinbarten Zielen und nach den Wünschen des Patienten und kann daher von wenigen Wochen beginnend auch Jahre betragen.

Phase 8

Das Ende der Therapie wird gemeinsam mit dem Patienten beschlossen. Nach Therapieende fertigt der Fundamentalpsychotherapeut einen Therapiebericht an, der an die internationale Organisation für Fundamentalpsychotherapie geschickt wird, die ihrerseits das Curriculum des Therapeuten in der Therapeutenliste im Internet aktualisiert.

Natürlich kann der Therapeut trotz oder gerade wegen seiner Erfahrung in der Migrationstherapie auch für fundamentale Krisentherapie angefragt werden.

Schließlich wird die Ausbildung neuer Fundamentalpsychotherapeuten besprochen, wenn sich im Kreis der lokalen Therapeuten Interessenten gemeldet haben.

Herausforderung

Einerseits befinden sich Therapeut und Klient in derselben Situation der Migration, womöglich kommen sie sogar aus der gleichen Kultur, andererseits ist der Therapeut in der ungleich privilegierten Lage, dem leidenden Mitmenschen doch helfen zu können.

Hervor zu heben ist jene Therapie, in der Therapeut und Klient aus derselben Kultur stammen. Hier sind sowohl Verständnispotenzial als auch das hierarchische Konfliktpotenzial gesteigert.

Zusammenfassung

Die fundamentale Migrationstherapie durch Therapiemigration vereint sämtliche Herausforderungen wie auch einzigartige Therapiemöglichkeiten von Typus 2 und 3, wobei von Typus 1 die Art der Finan-

zierung übernommen wird, da diese Art fundamentaler Psychotherapie am anfälligsten für Manipulation des Anderen durch finanzielle Rahmenbedingungen erscheint.
Eine Übersicht über die signifikanten Unterschiede zwischen den einzelnen Typen ist Tabelle 3 zu entnehmen, die jeweils nicht angeführten Parameter können als ähnlich zu den anderen Typen angenommen werden. In den meisten Kriterien sind sich die Typen 1 bis 4 sehr ähnlich, handelt es sich doch bei allen 4 Typen um ein Fundament regionaler Psychotherapien, wesentliche Unterschiede ergeben sich besonders aus den Voraussetzungen die zur therapeutischen Situation geführt haben.

Kriterium	Typus 1	Typus 2	Typus 3	Typus 4
Definition	Krisenintervention aus anderer Kultur	Migration von Psychotherapeuten	Psychotherapie von Migranten	Migranten behandeln Migranten
Bedingung	Anfrage durch betroffene Kultur	Eigenmotivation des Klienten	Leidensdruck durch Migrationsfolgen	Therapeut ist mit Migration zufrieden
Vorbereitung	Versammlung von Fachleuten durch Teamleiter	Therapeut lernt Landessprache und Kulturgrundlagen	Therapeut versteht Sprache des Klienten	Sprachkenntnisse Netzwerk mit Fachleuten
Rahmen	Internationales Netzwerk in Kontakt mit lokalen Heilern und Behörden	Supervision mit lokalen Heilern, Kenntnis der lokalen Gesetze	Kontakt zu Anthropologen, Interkulturelle Supervision	Supervision mit lokalen Heilern und interkulturelle Supervision
Erstgespräch	Fokus auf Krise, Kurzfristiges Ziel	Lebensgeschichte, langfristiges Ziel	Lebensgeschichte, mittelfristiges Ziel	Fokus auf Migration, langfrist. Ziel
Setting	Kurztherapie, NGO* Finanzierung	lange Therapie, Sozialtarif**	mittellange Therapie, Sozialtarif	lange Therapie, NGO Finanzierung
Ende	Nach Beseitigung der Akutsymptome	Nach langsamer Vorbereitung	Ende der akuten Migrationsprobleme	Öffnung für Migrationsphänomene
Herausforderung	kurze Zeit große Klientenzahl	Migrationsprobleme des Therapeuten	Therapeut ist Teil der fremden Kultur	Therapeut privilegiert in Migration

*NGO: non-governmental organisation **Sozialtarif: signifikant reduzierter Betrag bis zu rein symbolischen Summen

Tabelle 3: Vergleich der Praxis fundamentaler Psychotherapie

Die wichtigste Gemeinsamkeit der vier genannten Typen scheint der Kontakt zur internationalen, regierungsunabhängigen Organisation für Fundamentalpsychotherapie zu sein, die vor den Fallgruben interkultureller Psychotherapie warnt und andererseits politische wie finanzielle Unterstützung im Bedarfsfall bereit stellen kann.

3.6.5. Ausbildung und Fortbildung von Fundamentalpsycho therapeuten

Verantwortlichkeit
Für die Ausbildung von Fundamentalpsychotherapeuten ist grundsätzlich eine internationale regierungsunabhängige Institution für fundamentale Psychotherapie verantwortlich. Sie erstellt die Richtlinien und vergibt die Akkreditierungen. Sie ernennt lokale Ausbildner die persönlich maximal fünf Personen gleichzeitig nach einem individuellen Ausbildungsplan betreuen. Das Curriculum muss aber vorher der internationalen Kommission vorgelegt werden. Es gibt aber keine allgemeingültigen Ausbildungsrichtlinien und keine räumlich fest gelegten Ausbildungszentren. Für den Fortschritt der Ausbildung ist alleine der lokale Ausbildner verantwortlich.

Ausbildungsinhalte
Basale Kenntnisse über Interkulturelle Philosophie, Phänomenologie mit einer Grammatik des Anderen, Grundlagen der Sozial- und Kulturanthropologie, die wichtigsten Therapieschulen weltweit ohne eurozentrische Gewichtung und die Strukturierung von Organisationseinheiten sollen vor allem in praktischen Seminaren vermittelt werden.
Regelmäßige Seminare über Neuerungen der Fundamentalpsychotherapie werden sowohl von der internationalen Organisation und insbesondere von lokalen Ausbildnern veranstaltet, in denen vor allem die verfügbaren Therapieberichte diskutiert werden.

Forschung und Publikationen
Aus den stets eintreffenden neuen Therapieberichten werden zusammenfassende Berichte verfasst und Konsequenzen sowie neue Entwicklungen für zukünftige Therapien erarbeitet. Das Organ der internationalen Organisationen für wissenschaftliche Publikationen ist das Internet, die Bezahlung der Forscher wird durch regierungsunabhängige Institutionen gewährleistet.

4. Literatur

1) Aristoteles: Organon Band 2. Kategorien. Hermeneutik oder vom sprachlichen Ausdruck. Hamburg: Meiner 2001
2) Aronson, Eliottt et al.: Social Psychology (3rd ed.). New York: Longman 1999
3) Bálint, Mihály: Six minutes for the patient: interactions in general practice consultation. London/New York: Tavistock 1973
4) Bhabha, Homi K.: The location of culture. New York: Routledge 2004
5) Bin, Kimura: Zwischen Mensch und Mensch. Darmstadt: Wissenschaftliche Buchgesellschaft 1995
6) Bowden, Roy: Is there a fundamental psychotherapy in the world? http://www.nzap.org.nz/Pages/papers/Is%20there%20a%20fundemental.htm (Download 20.10.2006)
7) Bueno Gustavo: Der Mythos der Kultur. Essay einer materialistischen Kulturphilosophie. Bern: Peter Lang 2002
8) Butler, Judith: Gender Trouble. Feminism and the Subversion of Identity. New York and London: Routledge 1999
9) Bosse, Hans: Diebe, Lügner, Faulenzer. Zur Ethno-Hermeneutik von Abhängigkeit und Verweigerung in der Dritten Welt. Frankfurt am Main: Syndikat 1979
10) Clement, Catherine / Kakar, Sudhir: Der Heilige und die Verrückte. München: Beck 1993
11) Derrida, Jacques: Die Schrift und die Differenz. Frankfurt am Main: Suhrkamp1972
12) Devreux, Georges: Normal und Anormal. Frankfurt am Main: Suhrkamp 1982
13) Devreux, Georges: Angst und Methode in den Verhaltenswissenschaften. Frankfurt am Main: Suhrkamp 1998
14) Doi, Takeo: Amae, Freiheit in Geborgenheit. Frankfurt am Main: Suhrkamp 2002
15) Dornes, Martin: Die frühe Kindheit. Entwicklungspsychologie der ersten Lebensjahre. Frankfurt am Main: Fischer 1997
16) Doyal, Len / Gough, Ian: A theory of human need. New York: Guilford Press 1991
17) Dussel, Enrique: Philosophie der Befreiung. Hamburg: Argument 1989
18) Dussel, Enrique: Von der Erfindung Amerikas zur Entdeckung des Anderen. Düsseldorf: Patmos 1993

19) Erdheim, Mario: Die gesellschaftliche Produktion von Unbewusstheit. Eine Einführung in den ethnopsychoanalytischen Prozess. Suhrkamp 2000
20) Ethnopsychoanalyse: Herrschaft, Anpassung, Widerstand. Frankfurt am Main: Brandes&Apsel 1991
21) Ethnopsychoanalyse: Körper, Krankheit und Kultur. Frankfurt am Main: Brandes und Apsel 1993
22) Ethnopsychoanalyse: Glaube, Magie, Religion. Frankfurt am Main: Brandes und Apsel 1997a
23) Ethnopsychoanalyse: Arbeit, Alltag, Feste. Frankfurt am Main: Brandes und Apsel 1997b
24) Ethnopsychoanalyse: Jugend und Kulturwandel. Frankfurt am Main: Brandes und Apsel 1998
25) Ethnopsychoanalyse: Forschen, erzählen, reflektieren. Frankfurt am Main: Brandes und Apsel 2001
26) Fanon, Franz: Die Verdammten dieser Erde. Suhrkamp 1989
27) Freud, Sigmund: Das Unbehagen in der Kultur. Studienausgabe. Frankfurt am Main: Fischer 2000
28) Haase, Helga: Ethnopsychoanalyse. Wanderungen zwischen den Welten. Stuttgart: Klett-Cotta 2002
29) Heidegger, Martin: Bauen, Wohnen, Denken. In: Vorträge und Aufsätze. Stuttgart: Klett-Cotta 2004
30) Heidegger, Martin: Identität und Differenz. Stuttgart: Klett-Cotta 2002
31) Heidegger, Martin: Sein und Zeit. Tübingen: Niemeyer 1993
32) Heidegger, Martin: Zur Sache des Denkens. Tübingen: Niemeyer 1976
33) Heil, Werner: Streiflichter zur Kultur der Sinti und Roma. In: Templ KU (Hg): Zwischen Romantisierung und Rassismus. Sinti und Roma – 600 Jahre in Deutschland. Stuttgart: Bausteine 1998
34) Heise, Jens (Hg.): Die kühle Seele. Selbstinterpretationen der japanischen Kultur. Frankfurt am Main: Fischer 1990
35) Hemayat. Verein zur Betreuung von Folter- und Kriegsüberlebenden. URL:http://orangelab.net/hemayat/ (2006-11-05)
36) Interkultur, Stiftung: Förderpartner von Integrationsprozessen für eine moderne Integrationsgesellschaft. URL: http://www.stiftung-interkultur.de/ (2006-11-06)
37) Kakar, Sudhir: Die Gewalt der Frommen. Zur Psychologie religiöser und ethnischer Konflikte. München: Beck 1997
38) Kakar, Sudhir: Culture and Psyche. Oxford University Press 2003

39) Kaupen-Haas, Heidrun / Saller, Christian: Wissenschaftlicher Rassismus. Analysen einer Kontinuität in den Human- und Naturwissenschaften. Frankfurt am Main-New York: Campus 1999

40) Kleinmann, Arthur / Good, Byron: Culture and Depression. Studies in the Anthropology and Cross-Cultural Psychiatry of Affect and Disorder. Berkeley and Los Angeles: University of California Press 1985

41) Kogge, Werner: Die Grenzen des Verstehens. Kultur- Differenz- Diskretion. Velbrück 2002

42) Kronsteiner, Ruth: Kultur und Migration in der Psychotherapie. Frankfurt am Main: Brandes und Apsel 2003

43) Levinas, Emmanuel: Die Zeit und der Andere. Hamburg: Felix Meiner 1995

44) Levinas, Emmanuel: Die Spur des Anderen. Untersuchungen zur Phänomenologie und Sozialphilosophie. Freiburg i.Br. / München: Karl Alber 1999

45) Levi-Strauss, Claude: Die elementaren Strukturen der Verwandt-schaft. Frankfurt am Main: Suhrkamp 1993

46) Lipowatz, Thanos: Die Verleugnung des Politischen. Die Ethik des Symbolischen bei Jacques Lacan. Weinheim und Berlin: Quadriga 1986

47) Lipowatz, Thanos: Politik der Psyche. Eine Einführung in die Psychopathologie des Politischen. Wien: Turia und Kant 1998

48) Möhring Peter / Apsel Roland (Hg.): Interkulturelle psychoana-lytische Therapie. Frankfurt/Main: Brandes und Apsel 2001

49) Parin, Paul: Die Weißen denken zu viel. Europäische Verlagsanstalt 2006

50) Parin, Paul: Psychoanalyse, Ethnopsychoanalyse, Kulturkritik. Psychosozial 2004

51) Peseschkian, Hamid: Die russische Seele im Spiegel der Psychotherapie. Ein Beitrag zur Entwicklung einer transkulturellen Psychotherapie. Berlin: Verlag für Wissenschaft und Bildung 2002

52) Pöltner, Günther: Grundkurs Medizinethik. Wien 2002

53) Reichmayr, Johannes: Ethnopsychoanalyse. Psychosozial 2003a

54) Reichmayr, Johannes: Psychoanalyse und Ethnologie. Psychosozial 2003b

55) Ruin Hans: Einheit in der Differenz, Differenz in der Einheit. Heraklit und die Wahrheit der Hermeneutik. In: Hermeneutische Wege: Hans-Georg Gadamer zum Hundertsten, hrsg. von Günter Figal,

Jean Grondin, Dennis J. Schmidt und Friederike Rese. Tübingen: Mohr 2000
56) Sartre, Jean-Paul: Das Sein und das Nichts. Reinbek: Rowohlt 1993
57) Saussure, Ferdinand de: Grundlagen der allgemeinen Sprachwissenschaft. Berlin: de Gruyter 2001
58) Schäffter, Ortfried: Modi des Fremderlebens. Deutungsmuster im Umgang mit Fremdheit. In: Schäffter, O. (Hg.): Das Fremde; Erfahrungsmöglichkeiten zwischen Faszination und Bedrohung. S. 11-28. Opladen: Westdeutscher Verlag 1991.
59) Schelkshorn, Hans: Ethik der Befreiung. Wien: Kerle 1992
60) Schmied-Kowarzik, Wolfdietrich: Verstehen und Verständigung. Ethnologie - Xenologie - Interkulturelle Philosophie. Würzburg: Königshausen & Neumann 2002
61) Seidl, Dagmar: Warum fremdeln Babys? http://www.rund-ums-baby.de/fremdeln.htm (Download 3.9.2005)
62) Streeck, Ulrich (Hg): Das Fremde in der Psychoanalyse. Erkundungen über das „Andere" in Seele, Körper und Kultur. Psychosozial Verlag 2000
63) Terkessidis, Mark: Die Banalität des Rassismus. Migranten zweiter Generation entwickeln eine neue Perspektive. Bielefeld: Transcript 2004
64) Vajda Mihály: Megtanul-e Európa még gondolkodni? In: Susszer, ZL: Ùtkeresö értelmezések. Budapest: L´Harmattan 2004
65) Waldenfels, Bernhard: Der Stachel des Fremden. Frankfurt am Main: Suhrkamp 1990
66) Waldenfels, Bernhard: Topographie des Fremden. Studien zur Phänomenologie des Fremden. Frankfurt am Main: Suhrkamp 1997
67) Waldenfels, Bernhard: Grundmotive einer Phänomenologie des Fremden. Frankfurt am Main: Suhrkamp 2006
68) Welsch, Wolfgang: Vernunft. Die zeitgenössische Vernunftkritik und das Konzept der transversalen Vernunft. Frankfurt am Main: Suhrkamp 1995
69) Wernhart, Karl / Zips, Werner: Ethnohistorie. Rekonstruktion und Kulturkritik. Eine Einführung. Wien: Promedia 1998
70) WHO (2002a): A public health approach to mental health. http://www.who.int/whr/2001/main/en/chapter1/index.htm. Download 10.1.2002
71) WHO (2002b): Definition of health. http://www.who.int/aboutwho/en/definition.html. Download 10.1.2002

72) Wimmer, Franz Martin: Interkulturelle Philosophie. Geschichte und Theorie. Wien 1990

73) Wimmer, Franz Martin: Interkulturelle Philosophie. Eine Einführung. Wien: Utb 2004

74) Wucherer-Huldenfeld, Augustinus Karl: Freiheit und Befreiung in der Daseinsanalyse. In: Daseinsanalyse, Sonderheft zu Band 15. Chur: Gasser 1999

75) Vermeer, Hans J.: Skopos und Translationsauftrag. Frankfurt am Main: Verlag für Interkulturelle Kommunikation 1983

76) Zimbardo, Philip G. / Gerrig, Richard J.: Psychologie (7. Auflage). Berlin: Springer 1996

77) Zips, Werner: Nation X. Schwarzer Nationalismus, Black Exodus & Hip Hop. Wien: Promedia 2001

Peter Lang · Internationaler Verlag der Wissenschaften

Guntram Platter

Kompendium Psychotherapie
Ein Lehrbuch

Frankfurt am Main, Berlin, Bern, Bruxelles, New York, Oxford, Wien, 2006.
334 S., 5 Abb., zahlr. Tab.
ISBN 978-3-631-54699-4 · br. € 29.80*

Dieses Lehrbuch wendet sich an alle, die wissen möchten, was Psychotherapie ist – und dies schnell, übersichtlich und kompakt. Wer dieses Buch gelesen hat, weiß sowohl etwas über die psychischen Störungen als auch etwas über Therapieformen. Jede psychische Störung (nach ICD) wird aufgeführt und nach dem Schema: „Die Störung selbst – Wer bekommt sie? – Ursache – Maßnahmen" vorgestellt. Der Leser erfährt etwas über den Psychomarkt, über Hintergründe der Psychopharmakologie, einiges über die Gesprächsführung mit dem Patienten/Klienten und vieles andere mehr. Im Bereich der Therapie favorisiert der Autor einen Ansatz, der die physischen, geistigen und seelischen Gründe für das, was wir „Erkrankung" nennen, einbezieht. Wissenschafts-geschichtlich beschreibt er die systematische Therapie als dialektische Synthese von Vitalismus (psychoanalytische Verfahren) und Materialismus (verhaltenstherapeutische Verfahren) des 19. Jahrhunderts und verweist auf die ganzheitliche Sicht systemischer Psychotherapie. Mit diesem Ansatz unternimmt der Autor auch eine inhärente Kritik an dem Zustand der Gesundheitsversorgung auf dem Gebiet der Psychotherapie in Deutschland.

Aus dem Inhalt: Welche psychischen Störungen gibt es überhaupt? · Die Kategorien von Ursachen und Begriffen · Die organisch begründbaren Psychosen · Die organisch nicht begründbaren Psychosen · Störungen durch psychotrope Substanzen · Psychosomatische Störungen · Psychopharmaka · Quellen der Psychotherapie · Formen der Psychotherapie · Psychotherapie, die wichtigsten Theorien, Therapieformen mit ihren Weltbildern und „Mechanismen" · Kommunikation als Bedingung der Möglichkeit für gelingende Therapie · Der Umgang mit dem Patienten/Klienten · Rechtsfragen und Hinweise

Frankfurt am Main · Berlin · Bern · Bruxelles · New York · Oxford · Wien
Auslieferung: Verlag Peter Lang AG
Moosstr. 1, CH-2542 Pieterlen
Telefax 00 41 (0) 32 / 376 17 27

*inklusive der in Deutschland gültigen Mehrwertsteuer
Preisänderungen vorbehalten
Homepage http://www.peterlang.de